W0263983

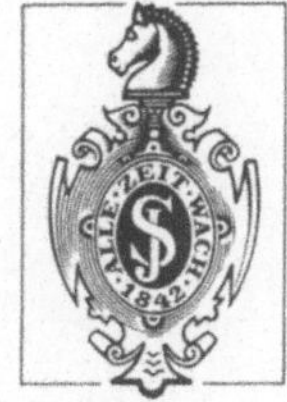

Hans Tönies

Hausbesuch und Diagnostik im Notdienst

Geleitwort von H. Satke

Springer-Verlag
Berlin Heidelberg New York
London Paris Tokyo
Hong Kong Barcelona

Dr. HANS TÖNIES
Zentrum für Allgemeinmedizin
der Wiener Ärztekammer
Weihburggasse 10-12
A – 1010 Wien

Diese Untersuchung wurde unterstützt aus Mitteln des medizinisch wissenschaftlichen Fonds des Bürgermeisters der Stadt Wien.

ISBN-13: 978-3-540-53392-4   e-ISBN-13: 978-3-642-76252-9
DOI: 10.1007/978-3-642-76252-9

CIP-Titelaufnahme der Deutschen Bibliothek
Tönies, Hans:
Hausbesuch und Diagnostik im Notdienst / Hans Tönies. Berlin ; Heidelberg ; New York ; London ; Paris ; Tokyo ; Hong Kong ; Barcelona ; Springer, 1991

Dieses Werk ist urheberrechtlich geschützt. Die dadurch begründeten Rechte, insbesondere die der Übersetzung, des Nachdrucks, des Vortrags, der Entnahme von Abbildungen und Tabellen, der Funksendung, der Mikroverfilmung oder der Vervielfältigung auf anderen Wegen und der Speicherung in Datenverarbeitungsanlagen, bleiben, auch bei nur auszugsweiser Verwertung, vorbehalten. Eine Vervielfältigung dieses Werkes oder von Teilen dieses Werkes ist auch im Einzelfall nur in den Grenzen der gesetzlichen Bestimmungen des Urheberrechtsgesetzes der Bundesrepublik Deutschland vom 9. September 1965 in der jeweils geltenden Fassung zulässig. Sie ist grundsätzlich vergütungspflichtig. Zuwiderhandlungen unterliegen den Strafbestimmungen des Urheberrechtsgesetzes.

© Springer-Verlag Berlin Heidelberg 1991

Die Wiedergabe von Gebrauchsnamen, Handelsnamen, Warenbezeichnungen usw. in diesem Werk berechtigt auch ohne besondere Kennzeichnung nicht zu der Annahme, daß solche Namen im Sinne der Warenzeichen- und Markenschutz-Gesetzgebung als frei zu betrachten wären und daher von jedermann benutzt werden dürften.

Produkthaftung: Für Angaben über Dosierungsanweisungen und Applikationsformen kann vom Verlag keine Gewähr übernommen werden. Derartige Angaben müssen vom jeweiligen Anwender im Einzelfall anhand anderer Literaturstellen auf ihre Richtigkeit überprüft werden.

19/3130-543210 – Gedruckt auf säurefreiem Papier

Geleitwort

Der Wiener Ärztenotdienst der Ärztekammer für Wien wurde von dieser im Einvernehmen mit der Wiener Gebietskrankenkasse, Generaldirektor Hofrat Dr. Pascher, den Sozialversicherungsträgern, sowie der Gemeinde Wien im Jahre 1969 zunächst für Wochenenden und Feiertage eingerichtet.

Bis dahin stand jeder niedergelassene Arzt einzeln und für sich Tag und Nacht den Patienten zur Verfügung, und war dazu gemäß Gesetzesauftrag auch verpflichtet.

Zur Linderung dieser Arbeitslast war nach Kriegsende von der Ärztekamer für die praktischen Vertragsärzte ein Samstag-Sonntag-Dienst eingeteilt worden. D. h. am Wochenende standen etwa 80-90 diensthabende Ärzte, deren Namen in den Zeitungen veröffentlicht wurden, für dringende Visiten zur Verfügung. Die anderen etwa 700 praktischen Vertragsärzte wurden von diesen diensthabenden vertreten.

Für die zum Dienst eingeteilten Ärzte bedeutete dies nach einer arbeitsreichen Woche Samstag und Sonntag durchzuarbeiten, und die darauffolgende Woche wieder Tag und Nacht zur Verfügung stehen zu müssen.

Für die Bevölkerung bestanden immer Schwierigkeiten, einen Arzt zu finden: es mußte zuerst geklärt werden, wer Dienst hat und dann mußte dieser diensthabende Arzt für die Intervention frei sein – wenn er unterwegs war, konnte es bei einem wirklich dringenden Notfall zu schwierigen Situationen kommen.

Die Einrichtung einer zentralen Rufnummer, durch welche jedermann am Wochenende ärztlichen Rat oder Auskunft erhielt – über offene Ordinationen, Spitalsambulanzen, Apotheken, nicht zuletzt die Zusage einer ärztlichen Visite mit einem Funkwagen, bei Gefahr im Verzug sogar mit Blaulicht – stellte naturgemäß einen sehr großen Fortschritt dar.

Die diensthabenden Ärzte mußten nicht mehr 48 Stunden einsatzbereit sein, sondern lediglich 12 Stunden und wurden noch durch entsprechende Abmachung zwischen Ärztekammer und Wiener Gebietskrankenkasse durch Nichtvertragsärzte entlastet.

Die statistischen und kostenmäßigen Grundlagen für solche Einrichtungen gab es erst 1962, denn damals erst kam es zu einer gesonderten Honorierung der diensttuenden Ärzte am Wochenende, sowie jeder einzelnen Visite. Damit ergab sich ein statistisches Grundmaterial über die Inanspruchnahme von Visiten während des Wochenendes durch die Bevölkerung. Dieses war die Voraussetzung für die Erfüllung der mir in den Jahren 1967 und 1968 gestellten Aufgabe, nämlich einen Grundplan für den voraussichtlichen Einsatzwagen- und Funkarztbedarf und letzten Endes die Kosten eines solchen Dienstes zu erstellen.

Seit Herbst 1975 versorgt die Einrichtung die Bevölkerung auch in allen Nächten während des ganzen Jahres, ergänzt durch einen Zahnärztlichen Nachtdienst.

Zu eiener wissenschaftlichen Auswertung der sehr genau aufgezeichneten Daten der Visiten ist es trotz der langen Zeit, die der Dienst schon besteht, bisher nicht gekommen. Ich freue mich daher besonders, daß nun mehr eine Arbeit vorliegt.

Eine Arbeit des praktischen Arztes Dr. Tönies, der ein besonderer Kenner der Wiener Verhältnisse hinsichtlich hausärztlicher Tätigkeit und Visitentätigkeit ist.

Dazu kommt, daß gerade beim Wiener Dienst die einmalige Situation besteht, daß die Analyse des Hilferufs – die natürlich aller Orten und bei allen Hilfseinrichtungen erfolgt, denn jede Feuerwehrzentrale, jede Polizei erkundigt sich nach den näheren Umständen – in Wien durch Ärzte erfolgt. Diese Ärzte arbeiten sozusagen als Sachverständige, die die Grundlage für ihre Entscheidung durch fernmündliche Information beziehen.

Durch die voranschreitende allgemeine Entwicklung, ich weise nur auf die EDV-mäßige Datenerfassung in dem meißten Spitälern hin, werden in Zukunft statistische Durchleuchtungen möglich sein, die bisher undenkbar waren. Insbesondere ist an vermehrte Rückkopplungen und Beurteilungen erster Eindrücke durch spätere Untersuchungen zu denken.

In diesem Sinne betrachte ich die Arbeit von Kollegen Tönies als einen *späten aber ausgezeichneten Anfang* der wissenschaftlichen Bearbeitung eines Materials, welches voraussichtlich noch viele Erkenntnismöglichkeiten bieten wird.

Wien, im Jänner 1990

Obermedizinalrat Dr. Hellmut Satke
Leiter des Ärztenotdienstes der
Ärztekammer für Wien

Inhaltsverzeichnis

Kapitel 1

Der Wiener Ärztenotdienst

1.1 Entstehung und Organisation

Der Ärztenotdienst der Wiener Ärztekammer ist als Vertretungsdienst für wesentliche Funktionen des Hausarztes entstanden. Zur Zeit seiner Begründung im Jahre 1969 war es für die maßgeblichen Entscheidungsträger offensichtlich, daß der einzelne, zum Wochenenddienst eingesetzte, Praktische Arzt im Bezirk nicht pflichtgemäß die volle Last einer Wochenendvertretung aller Kollegen erfüllen konnte.

Es war oft nur unter großen Schwierigkeiten möglich, einen Vertretungsarzt zu finden. Zu viele Hilferufe ergingen an die Wiener Rettung, die bestimmungsgemäß gar nicht die Aufgabe hatte, Besuche in Wohnungen durchzuführen, und bei Befolgung solcher Berufungen in Gefahr geraten wäre, ihre wirkliche Aufgabe, die Notfallmedizin außerhalb der Wohnungen der Patienten, nicht zu erfüllen.

Die Einführung dieser Wochenendvertretung wurde mit Argumenten der Ökonomie, der sinnvollen Arbeitsbelastung für die tätigen Ärzte, aber auch der besseren Versorgung von Wiens Patienten begründet. Sie war auch in Zeiten geringer Arztdichte zur Motivation der Kollegenschaft für den damals minder akzeptierten Beruf des Praktischen Arztes gedacht. Der Wochenendnotdienst war erfolgreich und erfreute sich steigender Beliebtheit. Im Jahr 1975 schloß sich an diese erste Vertretungsregelung eine weitere an:

Sie bot dem Hausarzt die Möglichkeit, unter der Woche, zwischen 19 und 7 Uhr, Nachtvisiten fakultativ, das heißt nach seinem Wunsch und Vertretungsbedürfnis, an den Vertretungsdienst abzugeben. Damit war für die volle Dauer des auch ansonsten, etwa bei Landärzten, üblichen Vertretungszeitraumes, eine zentrale Vertretung eingerichtet, die im Sinne der geltenden Auffassung über eine freie ärztliche Praxis nicht von staatlichen oder kassenadministrativen Stellen, sondern von der Standesorganisation der Ärzte, der Ärztekammer für Wien, eingerichtet war.

Die Finanzmittel kamen dennoch von allen genannten Stellen: Das Budget des Wiener Ärztenotdienstes (er hieß zeitweilig Ärztefunkdienst) wird zu wesentlichen Anteilen von der Gemeinde Wien und der Wiener Gebietskrankenkasse mitgetragen. Angestellte der Wiener Ärztekammer versehen Dienst in den Schlüsselrollen der Organisation. Standespolitische Funktionäre (von der Gründung an Herr

OMR Dr. Hellmuth Satke, sowie Herr OMR Dr. K. Uvizl) leiteten die Organisation. Ein Verwaltungsrat hat Planungs- und Supervisionsaufgaben. Mit einem Volumen von jährlich (1986) rund 70 000 Visiten ist der Wiener Ärztenotdienst eine große Organisation geworden. Die millionste Visite seit Bestand des Ärztenotdienstes ist Mitte 1987 erfolgt. Eine Begleitforschung der täglich produzierten Daten ist dennoch höchst selten erfolgt. Das ist einer der Gründe für die folgende Studie: Für ihre Zwecke konnten die Primärdaten des Dienstes, die nicht für Forschungszwecke festgehalten wurden, verwendet werden, um die Funktion des Dienstes zu verdeutlichen und die Epidemiologie der betreuten Krankheitsformen darzustellen.

1.2 Der Weg ärztlicher Hilfe im Wiener Ärztenotdienst

Der Patient kann den Ärztenotdienst über eine öffentlich bekanntgegebene Notrufnummer erreichen. Er wird dadurch mit einer Telephonzentrale verbunden, in der bei Tag vier, bei Nacht zwei bis drei Ärzte seine Beschwerden und Anfragen anhören und mit ihm im Telephonat ein weiteres Vorgehen besprechen und entscheiden. Ist die Telephonleitung überbelegt, so wird das Gespräch in eine Warteschaltung übernommen, bis ein Telephonarzt für den Anruf frei wird.

Der Telephonarzt hat im wesentlichen die folgenden Entscheidungsmöglichkeiten:

- Er kann nach entsprechender Beratung mit dem Anrufer entscheiden, daß das Problem keiner weiteren Hilfe als der erfolgten Beratung bedarf und die Bemühungen beenden.

- Der Telephonarzt kann auch, wie in der Hausarztpraxis üblich, bei offensichtlich geringem Risiko, das er aus dem Anruf erschließt, eine vorläufige Therapie besprechen und durchführen lassen. Das wird besonders zutreffen, wenn ein Rat über bereits bekannte oder zweifelsfrei diagnostizierte Beschwerden und deren Therapie mit Medikamenten gegeben werden kann, die in der Wohnung vorhanden oder in der Apotheke frei erhältlich sind.

- Ist das Problem diagnostisch und prognostisch ausreichend geklärt, so wird auch der Besuch einer Spitalsambulanz telephonisch empfohlen werden können.

- Der Telephonarzt kann einen Hausbesuch eines Arztes aus dem fahrenden Dienst mit diesem Problem angemessener Eile (normal, dringlich, Blaulicht) veranlassen. Der Zweck dieser Intervention ist wie im alltäglichen ärztlichen Hausbesuch: Es soll eine diagnostische Zuordnung bisher unklarer Krankheitsgeschehnisse erfolgen und für sie ein entsprechendes medizinisches Verfahren veranlaßt werden. Der Notdienst transportiert, anders als die Rettung, keine Patienten. Der Arzt kann aber sofort durch Injektion oder Tablettenzufuhr (im dringendsten Notfall) eine Pharmakotherapie durchführen und ein Rezept ausstellen. Er kann sich entscheiden, jenseits der Diagnostik keine Maßnahmen anzuschließen.

- Auch wenn keine weitere Maßnahme erfolgt, ist es möglich, Rückfragen für Situationen unklarer Entwicklung zu vereinbaren. Dies kann entsprechend dem Zeitpunkt im Vertretungszeitraum auch eine Rückführung der Betreuung an den Hausarzt bedeuten.

- Dem hausbesuchenden Arzt im Ärztenotdienst steht es aber auch zu, alle sekundären Betreuungsdienste zu mobilisieren und den Patienten für eine erweiterte Diagnostik oder Therapie in Abteilungen an Allgemeinkrankenhäusern oder an Kliniken einzuweisen. Dies geschieht im Bewußtsein, daß dies nicht immer zur stationären Betreuung des Patienten führt, da die vertiefte Diagnostik oder ein günstiger Verlauf die Ungefährlichkeit der Erkrankung oder den Vorteil einer häuslichen Betreuung klarstellen können.

- Der Telephonarzt kann sich schließlich mit dem Anrufer einigen, daß dieser einen der niedergelassenen Ärzte aufsucht, die in die Notdienstversorgung eingebunden sind. Dies geschieht besonders bei gewiß gehfähigen oder sogar durch Dauerbehandlung wohlbefindlichen Patienten. Dringliche Rezeptwünsche frei beweglicher Patienten werden dort gleichfalls erfüllt.

- Der Telephonarzt kann auch den Rettungsdienst der Stadt Wien veranlassen, mit größerer Eile und – etwa für kardiovasculäre Notfälle – besserer Ausstattung, als der Notdienst sie mitführt, an den Einsatzort zu fahren.

Er hat in seinem Entscheidungsprozeß alle Antworten zur Verfügung, die auch der hausbesuchende Kassenarzt hat. Als ausschließliche Entscheidungshilfe für diese menschlich, rechtlich und finanziell hochbedeutsamen Veranlassungen hat er die Telephonanamnese zur Verfügung. Weitere Sicherheit für seine rechtliche Absicherung erhält er entweder aus dem Besuch oder aus der Entscheidung des Anrufers selbst, keine weitere Intervention zu wünschen. Eine Rückmeldung über den Erfolg seiner Maßnahmen erhält der Telephonarzt nur, wenn der Anrufer sich wieder an ihn wendet, oder eine zufällige Mitteilung durch den fahrenden Dienst erfolgt. Dies ist anders als in der Hausarztpraxis, wo gewöhnlich keine Aufgabenteilung die Rückmeldung erschwert. Immerhin sind ähnliche Organisationsformen auch unter Praxisbedingungen üblich, weil die Hausbesuchsbestellung bei vollem Arbeitseinsatz des Hausarztes nicht immer von ihm persönlich entgegengenommen wird.

Hausbesuche im Notdienst werden in zwei Organisationsformen durchgeführt, die aus der historischen Entwicklung verständlich sind:

Der *Funkdienst* ist ein Wagen einer Krankenhilfsorganisation mit Fahrer, und wird für die Einsatzzeit an die Notdienstorganisation vermietet. Ein Arzt, der den rechtlichen Status des Praktischen Arztes (nach dreijährigem Turnus in Spitälern) besitzt, aber keine eigene Praxiserfahrung haben muß, leistet ärztliche Hilfe.

Der *Selbstfahrende Arzt* ist abgeleitet aus der früheren Wochenendbetreuung: Ein einzelner Arzt fährt mit seinem eigenen Fahrzeug ohne weitere Begleitung.

Er erhält von der Notdienstzentrale Anweisungen über Telephon. Nachts gibt es fast nur Funkfahrzeuge und selten Selbstfahrende Ärzte.

Die Diensteinteilung der einzelnen Versorgungsformen versucht, Übergänge der verschiedenen Dienste durch die Präsenz anderer Dienste abzudecken: Verschiedene Einsatzzeiten (7 bis 19 Uhr, 11 bis 23 Uhr, 19 bis 1 Uhr Nacht, 19 bis 7 Uhr) ermöglichen fließendeÜbergänge in der Versorgung. Es ist stets eine Einsatzgruppe voll einsatzbereit.

Aus dem Grundsatz, daß jede aufgenommene Berufung durchgeführt wird, hat sich eine weitere Versorgungsform, der Spätdienst, ergeben, der am Morgen nach einem Nachtdienst über die reguläre Dienstzeit von 19 bis 7 Uhr hinaus arbeitet und verbleibende Berufungen bis spätestens 9 Uhr aufarbeitet.

Dem wechselnden Anfall von Berufungen entspricht die Verteilung der Anzahl der Einsatzfahrzeuge im Bereitschaftszeitraum: Sieben Wagen fahren nachts von 19 bis 1 Uhr, fünf von 1 Uhr bis 7 Uhr, einer davon als Spätdienst länger, wie beschrieben. Am Tag fahren 10 Einsatzfahrzeuge der Krankenhilfsorganisationen und 6 bis 8 weitere Ärzte in ihren eigenen Fahrzeugen als *Selbstfahrende Ärzte*.

1.3 Aufzeichnungen des Notdienstes

Jedes Telephongespräch an der Notrufnummer wird durch Tonband aufgezeichnet. Wird zusätzlich ein Hausbesuch vereinbart, so wird vom Telephonarzt ein Formular ausgefüllt, das Namen, Adresse und Telephonnummer des Anrufenden sowie die angegebene(n) Beschwerde(n) festhält. Das Ausmaß der ihm verständlich gewordenen erhöhten Dringlichkeit wird mit den Aussagen *dringlich* oder *blau* mitgeteilt. Der Zeitpunkt der Aufzeichnung wird durch einen Uhrzeit - Datum - Numeratorstempel dokumentiert. Jeder Berufungsschein der vom Telephonarzt erstellt wird, ist durch den Numeratorstempel identifizierbar. Es gibt dadurch keine unerkannten Informationsverluste.

Die Funker(innen) des Notdienstes, die an die fahrenden Ärzte, meist durch Funk, beim (allein) Selbstfahrenden Arzt durch Telephon Berufungen mitteilen, führen ein Journal, das für jede Visite eine Reihe relevanter Daten festhält:

Ein Teil deckt sich mit den Angaben zur Person und zur Beschwerde, die der Telephonarzt erhoben hat. Der andere betrifft die Einsatzzeiten des Hausbesuchsfahrzeugs. Es wird dokumentiert, wann der Anruf am Telephon erfolgte, wann die Berufung an das Fahrzeug weitergegeben wurde und wann dieses sich mit der Mitteilung erneuter Einsatzbereitschaft wieder meldete. In groben Zügen kann aus diesen Angaben die Dauer eines Einsatzes erschlossen werden, wenn ungewöhnlich lange Fahrzeiten, Eßpausen und Fahrzeugpannen als selten genug aufgefaßt werden, die Aufzeichnungen bei ausreichend großen Zahlen nicht zu verzerren.

In den Aufzeichnungen der Zentrale werden nur wenige Ergebnisse des Besuches dokumentiert: Die Diagnosen, der Kassenstatus der Besuchten und eventuelle Maßnahmen werden zentral nicht erfaßt. Erst neuerdings ist für Auswertungszwecke die Aufzeichnung von Spitalseinweisungen eingerichtet worden. Auf dem Einsatzschein, den der hausbesuchende Arzt ausfüllt und der zur Verrechnung mit den Sozialversicherungsträgern dient, werden jedoch Daten zur Person und diagnostische Ergebnisse nach Besuch festgehalten. Es ist nur beim (seltenen) rechtlichen Absicherungsbedürfnis des hausbesuchenden Arztes üblich, eine getätigte Maßnahme wie *Aufklärung über Dringlichkeit* oder *Spitalseinweisung empfohlen* schriftlich festzuhalten.

Diagnostische Ergebnisse des Besuches müssen regelmäßig dokumentiert werden. Es versteht sich, daß die diagnostischen Begriffe dieser Alltagsaufzeichnungen nicht standardisiert sind. Wohl hat die Routine der kleinen Gruppe der Telephonärzte Einfluß auf die Art der Diagnosensprache, weil ihre Formulierungen oft ein Ergebnis vorweg umschreiben. Jeder einzelne hausbesuchende Arzt formuliert aber sein diagnostisches Ergebnis in den Krankheitsbegriffen, die ihm nach Ausbildung oder Berufsgewohnheit naheliegen.

1.4 Rechtliche Grundlagen[1]

Für den Wiener Ärztenotdienst sind die folgenden rechtlichen Regelungen von besonderer Bedeutung:

1. Die Bestimmungen zu seiner Begründung und organisatorischen Führung. Diese stammen aus dem Kassenrecht und sind ein Teil des Gesamtvertrages zwischen der Ärztekammer und dem Hauptverband der Sozialversicherungsträger.

2. Fragen der telephonischen Beratung und Bestellungsannahme, sowie Regelungen über die Behandlungspflicht. Diese werden aus dem österreichischen Ärztegesetz abgeleitet. Sie werden im genannten Notdienstvertrag teilweise erwähnt oder erläutert.

Ad 1: Die rechtliche Begründung des Ärztenotdienstes der Wiener Ärztekammer erfolgte im Rahmen einer gesamtvertraglichen Vereinbarung, die wie andere Teile des Gesamtvertrages zwischen der Ärztekammer für Wien und dem Hauptverband der österreichischen Sozialversicherungsträger für die in Wien zuständigen Sozialversicherungsanstalten abgeschlossen wurde. Die Bestimmungen über den Ärztenotdienst wurden als §16a an den Gesamtvertrag angeschlossen. Sie wurden im Laufe der Geschichte dieser Institution um zahlreiche Einzelregelungen erweitert, die die Finanzierung der Institution, die Gestaltung der Dienstzeiten und ähnliches präzisieren.

Trotz dieser Verankerung im Kassenrecht ist der Notdienst ein Vertretungsdienst für alle Ärzte, die ihn als Vertreter beanspruchen wollen und nicht nur für Kassenärzte. Grundsätzlich müßte nach den österreichischen Rechtsgrundsätzen der Arzt dem Patienten nach Beginn der Behandlung dauernd – Tag, Nacht und Feiertag – zur Verfügung stehen. Es besteht sogar eine rechtliche Verpflichtung des Arztes, sich erreichbar zu halten. Ihn trifft die Last der Erreichbarkeit. (nur wenn ein Behandlungsverhältnis noch nicht begründet wurde, trifft den Patienten die Last, den Arzt zu erreichen.)

---

[1] erstellt unter Beratung durch Herrn OMR Dr. H. Satke und Herrn Univ. Doz. Dr. Graf-Baumann

Der Notdienst mit seiner klar eröffneten Erreichbarkeit stellt einen vollständig legitimen Vertreter dar, der ausdrücklich jedem Arzt offensteht. Nur die Art der Honorierung ist für Nicht-Kassen-Patienten anders.

Ad 2: Für den täglichen Ablauf des Notdienstes mit telephonischer Hilferufbearbeitung und Hausbesuchsbestellung sind zentrale Bestimmungen des Österreichischen Ärztegesetzes von Bedeutung, insbesondere der §22 Abs. 2. Er lautet:

Der Arzt hat seinen Beruf persönlich und unmittelbar, allenfalls in Zusammenarbeit mit anderen Ärzten auszuüben. Zur Mithilfe kann er sich jedoch Hilfspersonen bedienen ...

Der Kommentar der Juristen der Ärztekammer zu dieser Textstelle lautet:

Die unmittelbare Behandlung des Patienten durch den persönlich anwesenden Arzt wird gefordert, um eine Distanzbehandlung, d.h. eine ausschließliche Behandlung auf telephonischem oder brieflichem Wege, zu verhindern. Eine solche Distanzbehandlung stellt eine berufswidrige Ausübung des ärztlichen Berufes dar und kann unter Umständen der Tatbestand des §88 StGB[2] bilden.

Telephonische Ratschläge oder Hinweise bzw. Anleitungen gegenüber dem Arzt bekannten Patienten sind jedoch zulässig. Eine gewisse Ausnahme stellt weiters die Tätigkeit im Rahmen von Notdiensten (auch Giftinformationszentrale) dar. Es bleibt jedoch die volle Verantwortlichkeit und damit Haftung des Arztes auch bei derart zulässigen telephonischen Ratschlägen bestehen.

Ebenso werden aber telephonische oder auf anderem Wege erteilte Anweisungen für die vorläufige Betreuung der Patienten bis zum Einlangen ärztlicher Hilfe nicht berührt.

Während die Normen des Notdienstes vorwiegend die Interessen der Patienten wahrnehmen, die einen Arzt suchen oder den Vertreter des abwesenden Arztes in Anspruch nehmen, regelt das Ärztegesetz das Verhalten des befragenden Arztes. Ihm wird die *ausschließliche* Behandlung aus der Ferne untersagt und Ausnahmen werden sogleich genannt: bekannte Patienten dürfen im Rahmen bestehender Betreuungsverhältnisse Anleitungen erhalten; die vorläufige Betreuung darf telephonisch geregelt werden. Ergeben sich jedoch durch Nichtbeachtung der Verpflichtung zur grundsätzlichen unmittelbaren Krankenbehandlung negative Folgen, so ist der Arzt der ganzen Härte des Rechts unterworfen.

Der Begründer des Wiener Ärztenotdienstes und zwanzigjährige Leiter dieser Institution, OMR Dr. H. Satke hat in einer Reihe von Publikationen in der Österreichischen Ärztezeitung noch einen präzisierten Standpunkt zur Rolle des Telephonarztes dargestellt, der aber trotz seiner erlesenen Quelle noch nicht die Prüfung durch die Judikatur bestehen mußte.

Wie es im allgemeineen Ärztlichen Gutachterwesen Gutachter gibt, die ausschließlich aufgrund von Aktenstudium erstellt wurden, kommt der Telephonarzt als Sachverständiger aufgrund von ausschließlich fernmündlicher Information zu bestimmten Empfehlungsgutachten. Diese führt er sofort durch oder veranlaßt ihre Durchführung.

---

[2] Fahrlässige Körperverletzung – Bem. d. Autors

Daraus ergibt sich unter anderem, daß der Telephonarzt keine Möglichkeit hat, eine ausdrücklich gewünschte Visite abzulehnen,was ihm auch durch kassenrechtliche Regelung (im Interesse der Versicherten) verboten wird.

Zudem besteht ein echtes Interesse der Ärzteschaft, daß durch gute Führung des Dienstes keine Zweifel an der Berechtigung eines Vertretungsdienstes überhaupt aufkommen, also die persönliche Erreichbarkeit gefordert wird: Ist der Vertreter nicht erreichbar, begeht er seinerseits ärztliche Fehlleistungen, so könnte auch ein Regreß des geschädigten Patienten auf den erstbehandelnden Arzt vorgestellt werden.

1.5 Grundzüge des kassenärztlichen Notfalldienst in der BRD

Ein ausreichender Notdienst gehört in der Bundesrepublik zur kassenärztlichen Versorgung. Gem. §75 Abs. 1 Satz 2 des Sozialgesetzbuches V ist die Errichtung eines ausreichenden Notfalldienstes vom Sicherstellungsauftrag der kassenärztlichen Vereinigungen umfaßt.

Außer der für alle niedergelassenen Ärzte in den jeweiligen Berufsordnungen der Landesärztekammer geregelte grundsätzliche Verpflichtung zur Teilnahme an der ambulanten kassenärzlichen Versorgung auch zur Teilnahme am kassenärztlichen Notfalldienst verpflichtet und berechtigt (§95 Abs. 3 SGB V i. v. m. kassenärztlicher Zulassung).

Für den Personenkreis der Kassenärzte regeln die jeweiligen kassenärzlichen Vereinigungen die Teilnahme am Notfalldienst im einzelnen in sogenannten Notfalldienstordnungen im Rahmen ihrer Satzungskompetenz (siehe Anhang). Entsprechend den regionalen Bedürfnissen werden danach allgemeine bzw. fachärztliche Notfalldienste von den kassenärzlichen Vereinigungen eingerichtet.

Grundsätzlich sind alle freipraktizierenden Ärzte zur Teilnahme am Notfalldienst und zur Fortbildung in diesem Bereich verpflichtet. Bei jedem Arzt, der die Voraussetzungen für die Zulassung als Kassenarzt erfüllt, wird von einer grundsätzlichen Eignung zur Teilnahme am Notfalldienst ausgegangen. Dies gilt in der Regel auch für Ärzte mit einer Gebietsbezeichnung:

Die grundsätzliche Teilnahmeverpflichtung auch der Ärzte mit einer Gebietsbezeichnung im ärztlichen Notfalldienst verstößt nicht gegen das Grundgesetz, soweit der Arzt hierzu geeignet ist und ihm die Teilnahme im Einzelfall zumutbar ist (Bundesverwaltungsgericht vom 12. Dezember 1972 [52]).

Auch Gebietsärzte, gleich welcher Fachrichtung, können aufgrund ihrer allgemein-medizinischen Ausbildung vor Beginn ihrer fachärztlichen Ausbildung eine zwar nicht optimale, aber doch als erste Hilfemaßnahme ausreichende ärztliche Notversorgung sicherstellen, ohne in echte Gewissensnot zu kommen. Der Arzt, der die Approbationsvoraussetzungen der Bundesärzteordnung erfüllt, muß, solange er im Besitz dieser Approbation ist, im Regelfall auch in der Lage sein, der Mannigfaltigkeit und Unberechenbarkeit der ärztlichen Notdiensttätigkeit in dem begrenzten Umfange, wie es der Notdienst erfordert, gerecht zu werden. Das allgemein-medizinische Grundwissen ohne das kein Gebietsarzt auskommt, wird es ihm in aller Regel ermöglichen, auch in solchen Ausnahmefällen die ersten sachgerechten Maßnahmen zu treffen. (Oberverwaltungsgericht Düsseldorf, Urteil vom 9. Oktober 1970; Az. XI A 76/70).

Auch ein Facharzt für Augenkrankheiten ist Grundsätzlich verpflichtet am allgemeinärztlichen Notfalldienst teilzunehmen Sozialgricht Hannover, Urteil vom 24. Feber 1971; Az. S 10 Ka 55/69 [48]).

Auch die Heranziehung von Ärztinnen zur ärztlichen Notfallvertretung verstößt nicht gegen den Gleichheitsgrundsatz des Artikel 3 Grundgesetz. Die aus Artikel 3 Grundgesetz abzuleitende Pflichtengleichheit zwischen Mann und Frau, die mit der Gewährung gleicher Rechte für die Frau korrespondiert, entfällt nur dann, wenn objektive biologische oder funktionale Unterschiede eine differenzierende Beurteilung von Mann und Frau notwendig machen. Dies ist bei der Heranziehung zum Notfalldienst nicht der Fall (Oberverwaltungsgericht Münster, Urteil vom 8. Jänner 1971 [50]).

Als Ausnahmeregelung ist die Befreiung von der Teilnahme am Notfalldienst auf Antrag aus *schwerwiegenden Gründen* ganz, teilweise oder vorübergehend möglich. Als schwerwiegende Gründe gelten insbesondere körperliche Behinderungen, besonders belastende familiäre Pflichten, sowie die Teilnahme an einem klinischen Bereitschaftsdienst mit nachzuweisender regelmäßiger Notfallversorgung. Die Befreiungsgründe werden nicht abschießend aufgezählt. Anerkannt werden alle Gründe, die verglichen mit den aufgezählten eine gleichwertig schwerwiegende Einschränkung für den Antragsteller darstellen. Die Entscheidung liegt im Ermessen der Behörde.

Hiebei sind die Eignung der Arztes, die Zumutbarkeit zur Teilnahme und die verhältnismäßigkeit insbesondere zu prüfen:

Es kommt allein darauf an, ob der Arzt zur Teilnahme am Notfalldienst objektiv geeignet ist, und nicht darauf, ob er diese Eignung bei ordnungsgemäßen Verhalten erlangt hätte (Landessozialgericht Essen, Urteil vom 9. Feber 1977; Az. L 1. Ka 11/76).

Ärzte sind bei der Ausübung ihres Berufes zur berufliche Fortbildungsverpflichtet. Eine kassenärztliche Vereinigung kann deshalb einem Arzt, der Befreiung beantragt, schon während des Verfahrens hierüber beim Wort nehmen *und ihn zu Fortbildungsmaßnahmen heranziehen* (Bundessozialgericht, Urteil vom 15. September 1977; Az. 6 RKa 8/77 [53] und Urteil vom 15 April 1980, Az. 6 RKa 8/78 [51]).

Einer Gebietsärztin für Röntgenologie und Strahlenheilkunde zugelassen Kassenärztin, die infolge ihres Berufes an einer therapieresistenten chronischen Konjunktivitis leidet und Gefahr läuft, bei einer Verschlimmerung dieses Leidens ihren Beruf aufgeben zu müssen, ist eine Beteiligung am allgemeinen kassenärztlichen Notfalldienst nicht zumutbar (Landessozialgericht Mainz, Urteil vom 30. März 1977, Az. L 6 Kr 5/76 [54]).

Als Grund zur Befreiung vom allgemeinen Notfalldienst wird die Teilnahme an einem fachärztlichen Notfalldienst akzeptiert. In jedem Fall sind die vom Arzt geltend gemachten Befreiungsgründe nachzuweisen.

Der Notfalldienst ist am Ort des Kassenarztsitzes abzuhalten. Betreut ein Arzt mehrere Praxen, so ist er grundsätzlich verpflichtet, für jede seiner Praxen gesondert am ärztlichen Notfalldienst teilzunehmen.

Die kassenärztliche Vereinigung ist berechtigt, Ärzte, die gegen die Verpflichtung zur Teilnahme an dem Notdienst verstoßen, mit einer Disziplinarstrafe gem. §368 m RVO alte Fassung bzw. §81 SGB V neue Fassung zu belegen (Landessozialgericht Darmstadt, Urteil vom 4. Oktober 1967, Az. L 7 Ka 864/67 [49]).

Kapitel 2

Eine Untersuchung über einen primärärztlichen Vertretungsdienst

2.1 Ziele der Untersuchung

Eine Untersuchung des Wiener Ärztefunkdienstes, auf Basis der von ihm im täglichen Routinebetrieb erhobenen Daten, soll zuallererst wünschen, Aussagen über Funktion und Arbeitsweise des Dienstes zu machen, die die Alltagserfahrung der dort Tätigen nicht nur bestätigen sondern übersteigen. Sie kann damit der Öffentlichkeit relevante Daten liefern, die zur Erklärung der untersuchten Einrichtung dienen.

Dazu dienen Untersuchungen der Organisation und Funktion des Dienstes, die den folgenden Fragen entsprechen:

1. Welche Altersgruppen von Patienten nehmen den Dienst in Anspruch?

2. Wie verteilen sich die Einsätze nach Bezirken und bestehen Beziehungen zur Einwohnerzahl, zur Arztdichte und zu sonstigen demographischen Kennzeichen?

3. Wie lange dauert es, bis ein Patient seine Hilfe erhält? Hier wird zu unterscheiden sein, ob es normale, dringliche oder *Blaulicht*-Berufungen sind.

4. Gibt es Tageszeiten erhöhter Berufungsfrequenz oder erhöhten Zeitaufwandes für Anfahrt oder Visite?

5. Zu welchen Erkrankungen werden Hausbesuche durchgeführt?

6. Welche Symptome nennt der Anrufer und wie stehen sie in Beziehung zur Beurteilung nach dem Besuch?

   Mit diesem Punkt sind die eigentlichen Interessen des Notdienstes fast überschritten und es beginnen die Forschungsfragen, die über die Auswertung eines Dienstes hinausgehen:

7. Welche Symptome führen zur Berufung oder zur Motivation des Telephonarztes, einen Hausbesuch zu veranlassen?

8. Gibt es Regelmäßigkeiten in der Beziehung zwischen Symptomen und diagnostischen Endergebnissen, sodaß Sicherheit oder Unsicherheit einer diagnostischen Vorangabe erschlossen werden können?

9. Werden Untergruppen von Erkrankungen zu gewissen Tageszeiten bevorzugt Anlaß von Hausbesuchen?

10. Welche Krankheitsgruppen führen zu besonders großem Zeitaufwand?

11. Gibt es Beziehungen zwischen Alter und diagnostischer Zuordnung?

Diese Fragen, bearbeitet von einem Allgemeinarzt, dienen aber auch der Klärung bedeutsamer Fragestellungen aus der Allgemeinpraxis:

- Die Rolle der Telephonanamnese und die Bedeutung der Vorinformation vor Besuch sind in den aus der Praxis entstandenen Darstellungen des Hausbesuchs bisher nur gesamtheitlich, aus der Sicht einer Berufserfahrung, nicht jedoch methodisch nachvollziehbar auf der Basis eines Forschungsunternehmens bearbeitet worden.

- Sicherheit oder Unsicherheit der Vorangaben haben Bedeutung für die Beurteilung der Dringlichkeit und die Organisation dringlicher Hausbesuche, die den Tagesablauf und die geregelte Arbeit stets unterbrechen. Eingehende Untersuchungen der Telephonanamnese sind auf Grund des Verbotes ihres Einsatzes für die ärztliche Alltagsarbeit im deutschen Sprachraum auch in Zukunft nicht zu erwarten.

- Die Art der Gesundheitsstörungen, die zu Berufungen im Notdienstzeitraum führen, ist für vorsorgende und nachsorgende Bemühungen der Allgemeinpraxis von Bedeutung.

- Schließlich sollte der vorwiegend polemischen oder episodischen Literatur, die in der Allgemeinmedizin dem Notdienst, als einem oft schamhaft verschwiegenen Halbbruder, gewidmet wird, eine objektivere Bearbeitung an die Seite gestellt werden. Tatsächlich ist erst während der Schlußphase der Arbeit eine einzige vergleichbare Großstudie aus dem Kreis Cottbus, DDR, verfaßt von dem Ehepaar Schnering, in die Hände des Autors gelangt.

2.2 Forschungsmethodik

Der Wiener Ärztenotdienst produziert täglich Daten. Seine Analyse hat also nicht das Problem der experimentellen Forschung, ausreichend Daten zu erzeugen. Bei der Fülle vorliegender Daten über jeden Notdiensttag der letzten zehn Jahre ist eher danach zu trachten, daß ein geeignet aussagensicherer (signifikanter) Querschnitt mit übergreifender (repräsentativer) Aussagekraft für den Gesamtdienst durch einen größeren Zeitraum seiner Tätigkeit gelegt wird.

Da das Forschungsunternehmen im Jahre 1986 begann, wurden Daten des letzten vollständig vorliegenden Einsatzjahres 1985 und seine 71.193 Visiten untersucht. Zur Herstellung repräsentativer Stichproben wurden mit Hilfe der Wissenschaftlichen Tabellen Geigy Zufallszahlenserien erstellt. Diese dienten durch Auszählung von Kalendertagen zur Bestimmung einer Gruppe von 15 Wochenendtagen (Samstagen oder Sonntagen) und einer Gruppe von ebensovielen Wochentagsnächten, die als Stichprobe nach dem Zufallszahlensystem jederzeit erweitert werden können, wenn eine Fragestellung vertieft werden soll. Bei der Zählung von Einsatztagen und -nächten wurden besonders ausgezeichnete Tage wie Festtage und Feiertagsserien ausgeschlossen, um eine Verzerrung des epidemiologischen Bildes des Gesamtjahres zu vermeiden.

ZurÜbertragung der Primärdaten aus den Unterlagen des Notdienstes wurde ein großformatiges Erhebungsformular, ähnlich dem im Dienst für die täglichen Aufzeichnungen verwendeten, entworfen und in ausreichender Anzahl kopiert. Die benötigten Daten wurden, jeweils mit Erlaubnis des zuständigen Rechtsträgers, aus den Unterlagen des Ärztenotdienstes und der Sozialversicherungen entnommen, bei denen die Unterlagen über besuchte Patienten einschließlich der für die Untersuchung bedeutsamen diagnostischen Beurteilungen nach Besuch lagern. Hierbei haben Frau stud. med. B. Möller und Frau stud. iur. Sylvia Adler geholfen. Aus Gründen der Verfahrensökonomie wurden nur die Unterlagen der zwei größten Sozialversicherungsträger Wiens ausgewertet. Von ihnen hatte nach eigenen Angaben die Gebietskrankenkasse im untersuchten Jahr 77,4% der Notdienstbesuche, die Versicherungsanstalt Öffentlich Bediensteter 7,3% der Besuche zu honorieren. Eine volle Auswertung aller Besuchsscheine wird schon dadurch unmöglich, daß einige Patienten privat bezahlen und deren Unterlagen nicht erreichbar sind.

Die derart gewonnenen Daten wurden auf Disketten eines IBM- Personal Computers gespeichert. Zur Wahrung des Datenschutzes wurden ab diesem Verfahrensschritt die Namen der Patienten durch Nummern ersetzt. Nach sorgfältigem, wiederholtem Vergleich zwischen Datenbögen und Computerliste wurden mit einem Rechen- und Zählprogramm (fecit abs. med. M. Lausch und stud. rer. nat. H. Bineder) die Einzelfragestellungen aufgearbeitet. Da im vorliegenden Unternehmen nicht monotone Kausalitäten im Sinn wiederholbar eindeutiger Zusammenhänge zu erwarten waren, sondern Aussagen über prozentual anteilige Zusammenhänge in Gruppen, wurde ein statistisches Prüfverfahren benötigt. Dafür diente der Chi-Quadrat-Test als anerkanntes Standardverfahren für den Vergleich von Zählergebnissen. Um den Alpha- und Beta- Fehler niedrig zu halten, wurde als Maß für die statistisch signifikante Aussage eine Irrtumswahrscheinlichkeit von $p < 0,05\%$ festgesetzt. Andere Grade von p wurden nicht zugelassen, insbesondere, da in den meisten Fällen sowohl dem signifikanten Zusammenhang, wie dem nicht als signifikant belegten Ergebnis eine medizinische Aussage entsprechen kann. Zur rechnerischen Ausführung des Tests diente wieder ein Rechenprogramm am genannten Computer, hergestellt von IBM.

2.3 Probleme der Bearbeitung und Codierung der diagnostischen Begriffe

Die diagnostischen Begriffe, die im Ärztenotdienst verwendet werden, sind verschiedener Herkunft: Der Telephonarzt verwendet Mitteilungen des Anrufers und setzt sie in medizinische Begriffe um, die aus einem unkritisch gebrauchten, wahrscheinlich aber von seiner sonstigen Tätigkeit und der Arbeit im Notdienst geprägten Vokabular stammen. Sicherlich gibt es Probleme, die der Anrufer dem Notdienst anbietet und die dennoch keine medizinische Begriffsfassung erfahren, wie Sorge, Zuwendungsbedürfnis oder Hiflosigkeit.Erst bei der Auswertung der *angegebenen Beschwerden* werden wir Genaueres darüber erfahren, welche Vorangabe im Notdienst (mit welcher Dringlichkeit) Einsätze auslöst. Aber schon beim Bemühen, diese Daten korrekt in die Computerauswertung zu bringen, ergaben sich erste Wahrnehmungen. Da sie auf die Datenverarbeitung Einfluß hatten, werden sie hier angeführt.

Der Telephonarzt beschreibt die angegebenen Beschwerden häufig in Symptombegriffen. Die meisten Codes, die die klinische Medizin kennt, sind aber als Todesursachenregister nur auf die Codierung von Diagnosen ausgerichtet. Erst ganz neue Entwicklungen aus der Internationalen Allgemeinmedizin ermöglichen die Codierung von Symptomen in dem Ausmaß, das die Praxisforschung braucht. Während am Ende eines Patientenlebens ja meist eine große Anzahl fixierter somatischer Störungen vorliegt, ist zu Ende einer Konsultation, die einen Ausschnitt einer Krankheitsentwicklung, eines Menschenlebens und eines Erkenntnisprozesses darstellt, gewöhnlich mit weniger fertiger Information zu rechnen. Von den zwei vorhandenen neuesten Diagnosenschlüsseln, der Klassifikation *Reasons for Contact* erstellt von der Arbeitsgruppe um H. Lamberts für die WONCA, und der Klassifizierung des Royal College of General Practitioners (des Englischen Praktikerverbandes) aus dem Jahre 1984, wurde die zweite willkürlich ausgewählt, weil eben beide den Erfordernissen der geplanten Arbeit zu entsprechen schienen.

Eine Klassifizierung ist auch eine Weltanschauung. In ihr spiegelt sich eine bestimmte Form, Medizin zu sehen und zu betreiben. Für die Aufarbeitung der genannten Daten erhob sich daher gleich zu Beginn die Frage, ob der Diagnosen- (und Symptom-) Register dem medizinischen Erleben des Notdienstes entsprechen würde. Es wäre ja durchaus möglich, daß das Arbeitsvokabular der Telephonärzte und der verschiedenen (und verschieden ausgebildeten) Notärzte sich wesentlich von dem verwendeten Klassifizierungsschema unterscheide. Solche Unterschiede könnten in folgender (hier größtenteil hypothetischer) Weise zutagetreten:

1. Die *Indikationen* der Notdienstintervention sind *nicht medizinisch* umschrieben, sondern beispielsweise sozial, (wie oben erwähnt) oder vorwiegend in Patientensprache, oder nur als *Hilferuf* oder nur organisatorisch. Das Letzte erfolgte lange bei der Wiener Rettung, die nur zwei Indikationen für ihre Einsätze kannte.

2. Die Indikationen haben durch vorwiegend internen Gebrauch oder fachspezifische Verzerrung den Rang einer *Privatsprache* erhalten.

3. Die Indikationen zum Einsatz stammen aus einem *diagnostischen Bereich*, der in anderen Teilen der Medizin *bedeutungslos* erscheint und dadurch im Denken der Gesamtärzteschaft noch geringe Bewußtheit erreicht hat.Dies betrifft vor allem die Darstellung von Patientenbeschwerden auf der Symptomebene, aber vielleicht auch sonst unterschätzte Frühsymptome oder außerhospitale Diagnosen.

4. Die Beschreibung dieser Indikationen erfolgt vorwiegend in einem *handlungsorientuerten Vokabular*, für das die Diagnosenlisten keine Begriffe haben. Ebenso könnte die durchgeführte Arbeit mangels diagnostischem Abschluß nur durch die (rechtsmedizinisch relevanten) erfolgten diagnostischen oder therapeutischen Maßnahmen, also durch Handlungen, beschrieben werden. Ein handlungsorientierter, besonders reicher Klassifizierungscode liegt als Arbeit der *North American Primary Care Research Group* vor. Ausreichende Komponenten dieser praxisnahen Klassifizierungsform sind jedoch auch in der verwendeten College- Klassifizierung verwirklicht.

5. Die verwendete Fachsprache bevorzugt *ätiologische Beschreibungen*, der Code *lokalisierende Beschreibungen* für die Beschwerden des Patienten oder umgekehrt. Dies ist solange bedeutungslos als der diagnostische Code Raum für beides läßt und seine Kategorien in sich verträglich sind, ohne mehrdeutige Klassifizierungen zuzulassen (was wieder zu falschen Zahlenwerten für die mehrfachen Untergruppen führen könnte).Dieses Problem stellt sich besonders bei den infektiösen Atemwegserkrankungen die entweder nach der Art der (oft nur vermuteten) Infektion oder nach deren Ort klassifiziert werden können (der im entsprechenden anatomischen System Überlappungen und verschieden ausgedehnte Orte zuläßt).

Wie treten die genannten Probleme in der vorliegenden Untersuchung auf?

1. Allgemein gehaltene Aussagen über *Hilflosigkeit* von Patienten haben meist den folgenden Wortlaut:allgemeine Schwäche, (Zustand mach Grippe); liegt am Boden; Sturz aus Bett, Schwäche; starke Schmerzen (ohne Ortsangabe); alles tut weh; Schwächezustand, sehr schlecht; (Demenz) Einweisung nötig.

   Sie können unterschieden werden vom Vokabular, das bei gegebener diagnostischer Zuordnung die Dringlichkeit oder einfache Notwendigkeit des Einsatzes stützen soll: seit vierzehn Tagen (Fieber); therapieresistente (Herzbeschwerden, Kreuzschmerzen, Koliken); zunehmende (Atemnot); Zweitintervention (bei anhaltenden Beschwerden); wünscht Visite (bei Übelkeit).

   Eine Klassifizierung der ersten Gruppe war mit dem vorgegebenen Code durchaus möglich: In ihm standen die Rubriken 4500 Blackout, Faint; 4525 Lethargy; 4545 Numbness (unspecific) und andere zur Verfügung. Für den Begriff *verwirrt* mußte entsprechend den Empfehlungen der Autoren dieses

Codes ein naheliegender Begriff umgewidmet werden: 1015, bis dahin verwendbar für: *other transient organic psychosis* wurde ausschließlich diesem Begriff gewidmet.

Formulierungen, die der Darstellung der Intensität oder übergroßen Dauer eines Problems dienten, wurden nicht klassifiziert.Als zweites System zur Darstellung und Bewertung von Dringlichkeit lag ja die dreistufige Zuordnung in normale, dringliche und Blaulichtvisiten vor.

2. *Privatsprachliche Formulierungen* fanden sich im Vokabular der Telephonärzte selten. Vielleicht sind die unterlegten Bedeutungen auch schwer durchschaubar, weil im medizinischen Vokabular verborgen: Hierzu mag die Darstellung *alles tut weh* oder *sehr krank* zählen, die den Unterton *Ausländer, der seine Beschwerde nicht darstellen kann, aber real hilfsbedürftig ist* trägt. Ebenso die lakonische Angabe einer Fieberhöhe, die aus langjähriger Erfahrung in Erinnerung ruft, daß Patienten den Notdienst durch Angabe hoher Temperaturen zum Einsatz motivieren wollen. Diese stellen im Weltbild des Laien ja nicht eine besondere Reaktionsfähigkeit des Organismus, sonders eine erhöhte Bedrohung dar. Die Mehrheit der Formulierungen des Telephonarztes zeigt eine durchaus verwertbare und seiner Funktion angemessene Mischung aus klinischem und psychosozialem Vokabular.

3. Symptomklassifizierungen, die beim Telephonarzt sehr häufig sind, werden erst bei Darstellung der Ergebnisse voll dargestellt werden. Sie waren mit dem gegebenen Code durchaus klassifizierbar.

4. Handlungsorientierte Mitteilungen sind beim Notdienst besonders häufig im Zusammenhang mit Injektionen, meist von starken Analgetika: Wünscht Injektion, Tramalinjektion, aber auch: Insulininjektion, Strophantin, oder lakonisch und wieder privatsprachlich im Sinn von: schwere Krebserkrankung: Modiscop. Für die meisten dieser Erkrankungen wurden die zugrundliegenden und leicht verständlichen Organdiagnosen klassifiziert. Bei der Injektion von Krebsschmerzmitteln wurde eine eigene Rubrik des Codes im obigen Sinn umgewidmet: Sie wurde unter 0520 Secondary, Primary unknown (was dem aktuellen Informationsstand hochgradig entspricht) klassifiziert.

Andere handlungsorientierte Mitteilungen betrafen die Notwendigkeit, einen Dauerkatheter zu setzen, wofür eine vorgegebene Codierung verwendet wurde oder die ausgesprochene Notwendigkeit einer Hospitalisierung. Hier wurde nur die angegebene Beschwerde klassifiziert. Bei der Vorangabe *akutes Abdomen* wurde mangels eines solchen Begriffs im vorgelegten Code vom Autor seinerseits ein handlungsorientierter Begriff benutzt und unter 7805 Laparotomy klassifiziert.

Die Umwidmung vorhandener Codenummern wird von den Autoren des Codes ausdrücklich befürwortet. Es wird damit vermieden, eine neue Nummer zu definieren, die im weiten Raum der Klassifizierung vielleicht doch schon vorhanden und definiert wäre. Die Verwendung naheliegender Begriffe hat keinen anderen Sinn, als die Auffindbarkeit der umgewidmeten Codes zu gewährleisten.

5. Die Güte des verwendeten Codes erwies sich gerade im genannten Problemgebiet der *Klassifizierung* der oberen und allgemeinen *Atemwegsinfekte*. Da alle Vorangaben klassifizierbar waren, ist auf ein geklärtes Begriffssystem der Telephon- und Hausbesuchsärzte zu schließen. Näheres ist bei den Ergebnissen der Diagnostikuntersuchung zu zeigen.

Dem Leser wird dieser Teil der Mitteilung aus zwei Gründen angeboten: Er soll erfahren, welche Grundlagenarbeit (auch von anderen als dem Autor) für diese Studie nötig war; und es sollen Probleme der Methodik offengelegt werden, um die Studie wissenschaftlicher Kritik zugänglich zu machen.

2.4 Zusammenfassung

Für die Klassifizierung der vorgefundenen diagnostischen Angaben auf Symptom- und Diagnosenebene wurde ein ausreichendes Klassifizierungssystem im Code 1984 des Royal College of General Practitioners gefunden. Die große Mehrheit der Begriffe, die im Notdienst verwendet werden, ist damit umsetzbar. Die Kategorien und Begriffssysteme von Notdienst und Klassifizierungscode schienen, soweit nötig, gleich. Nicht codiert wurden der emotionelle privatsprachliche Gehalt mancher diagnostischer Zuordnungen und das Zusatzvokabular, das das Ausmaß der Dringlichkeit darstellt.

Handlungen waren durchaus codierbar und es wurden zusätzlich handlungsorientierte Begriffe verwendet, um verschwommene Vorangaben korrekt umzusetzen.

Kapitel 3

Zeitliche und räumliche Verteilung der Einsätze

In diesem Kapitel werden die organisatorischen Basisdaten des Notdienstes unter den folgenden Fragen ausgewertet:

1. Wie verteilen sich die Einsätze nach Bezirken? Bestehen Beziehungen zur Einwohnerzahl, zur Arztdichte und zu sonstigen demographischen Kennzeichen?

2. Wie lange dauert es, bis ein Patient seine Hilfe erhält? Hier ist zu unterscheiden zwischen dringlichen, *Blaulicht*-Berufungen und normalen Berufungen.

3. Gibt es Tageszeiten erhöhter Berufungsfrequenz oder erhöhten Zeitaufwandes für Anfahrt oder Visite?

Die täglichen Routineaufzeichnungen des Notdienstes belegen die Daten zur Person der Patienten, den Ort des Einsatzes und mehrere Etappen der zeitlichen Abfolge der Berufung:

Der Telephonarzt zeichnet den Zeitpunkt der Berufung auf, die Funker den Zeitpunkt der Weitergabe an den Einsatzwagen den Zeitpunkt des Eintreffens beim Patienten, (der in dieser Untersuchung als einziger nicht ausgewertet wurde), und den Zeitpunkt der Rückmeldung nach dem Ende des Einsatzes. Obwohl das Ende des Einsatzes auch für erlaubte Pausen herangezogen wird, sind die meisten Einsätze mit der Rückmeldung tatsächlich zu Ende. Die wichtigsten oben genannten Fragen lassen sich daher aus den vorliegenden Aufzeichnungen klären.

3.1 Ergebnisse

Die Untersuchung erfaßte 1787 Einsätze an Wochenendtagen und 1460 Einsätze in Wochentagsnächten. Diese verteilten sich auf die verschiedenen Gemeindebezirke wie folgt:

Anzahlen der Einsätze nach Bezirken bei Tag und Nacht und Anzahlen der Visiten auf 1000 Einwohner eines Bezirkes

Bez.	Visiten Tag Anzahl	in %	Visiten Nacht Anzahl	in %	Visiten Tag pro 1000 Einwohner	Einwohner pro Prakt.Arzt
1	19	1,0	19	1,3	1,0	3 546
2	76	4,3	91	6,3	0,8	5 111
3	87	4,9	89	6,1	1,0	4 656
4	40	2,2	26	1,8	1,3	1 574
5	60	3,4	58	4,0	1,2	2 464
6	24	1,3	28	1,9	0,8	1 940
7	26	1,5	29	2,0	0,9	1 865
8	15	0,8	14	1,0	0,6	1 264
9	25	1,4	44	3,0	0,6	2 713
10	152	8,5	163	11,2	1,0	7 245
11	94	5,3	59	4,0	1,4	2 753
12	75	4,2	79	5,4	1,0	3 754
13	51	2,9	39	2,7	0,9	2 105
14	88	4,9	81	5,6	1,1	3 445
15	71	4,0	68	4,7	1,0	3 805
16	63	3,5	89	6,1	0,7	3 830
17	36	2,0	38	2,6	0,7	2 413
18	37	2,0	40	2,7	0,7	2 204
19	66	3,7	66	4,5	1,0	2 666
20	86	4,8	76	5,2	1,2	3 321
21	257	14,3	108	7,4	2,2	4 556
22	233	13,0	102	7,0	2,3	4 194
23	106	5,9	50	3,4	1,4	2 739
Σ	1787		1456			

In der Tabelle sind die Visitenzahlen pro Gemeindebezirk und einige Vergleichszahlen für die selben Bezirke aus dem Gesundheitsbericht der Stadt Wien für das Jahr 1985 angeführt. Angesichts dieser Zwischenergebnisse sind die oben genannten Fragen noch wie folgt zu erweitern:

1. Sind die Visitenzahlen pro Bezirk bei Tag und Nacht gleich?

2. Zeigen die Visitenzahlen bei Tag oder Nacht einen Bezug auf die Anzahl der Einwohner pro Bezirk?

3. Besteht eine Beziehung zwischen der Anzahl der Rettungsvisiten pro Bezirk für das Jahr 1985 und den Visitenzahlen im Notdienst bei Tag oder Nacht?

4. Müssen Bezirke mit weniger Ärzten pro Einwohnerzahl mehr vom Notdienst besucht werden?

Die Ergebnisse der statistischen Tests führen zu den folgenden Ergebnissen:

1. Es besteht ein statistisch signifikanter Unterschied zwischen den Visitenzahlen pro Bezirk bei Tag und bei Nacht. Dieser zeigt sich besonders in einer Bevorzugung von Notdienstvisiten in die Bezirke 21 und 22 bei Tag am Wochenende. Wenn nur die Bezirke 1 bis 19 in die Berechnung eingehen, ergibt sich jedoch eine Gleichverteilung zwischen Tag- und Nachtvisiten.

2. Der Vergleich der Verteilung der Visitenzahlen nach Bezirken mit der Verteilung der Einwohnerzahlen nach Bezirken zeigt keinen signifikanten Unterschied zwischen den beiden Verteilungen. Diese Aussage gilt sowohl für die Ergebnisse des Tagdienstes wie des Nachtdienstes.

3. Der Vergleich der Visitenzahlen nach Bezirken mit der Verteilung der Visitenzahlen der Wiener Rettung nach Bezirken zeigt einen statistisch signifikanten Unterschied; auch wenn die Berechnung nur für die Bezirke 1 bis 20 erfolgt, die sich in den Notdienstvisitenzahlen bei Tag und Nacht nicht signifikant voneinander unterscheiden.

Eine weitere Nachschau ergibt eine Vertiefung der Diskussion:

Die Bezirke mit der offensichtlich höchsten Visitenanzahl pro 1000 Einwohnern sind 21 und 22: die großen Randbezirke Wiens mit ausgedehnten Wohnsiedlungen, die *auf der grünen Wiese*, fern den Spitälern, errichtet wurden. Auch die nächsthohen Visitenzahlen betreffen solche Bezirke, nämlich 11 und 23. Niedrige Visitenzahlen pro 1000 Einwohner haben zentral gelegene Bezirke mit kurzen Gehstrecken zum nächsten Spital. Es erscheint nicht bedeutungslos, daß die mindest besuchten Bezirke alle rund um das Allgemeine Krankenhaus gruppiert sind. Ohne konsequente Beweisführung ließe sich somit die geringe Notdienstfrequenz der zentralen Bezirke aus der Versorgungslage und der Nähe anderer Institutionen, die im Notdienst eingebunden sind, erklären. Da keine weiteren Daten vorliegen, insbesondere nicht über die Rolle der Peripheriespitäler, ist die begonnene Argumentation vorläufig nur als Hypothese zu vertreten.

Die Bezirke 1, 6, 7, und 9, auffällig durch besonders niedrige Einsatzzahlen des Notdienstes, haben die höchsten Visitenanzahlen der Wiener Rettung. Die Randbezirke 23, 21 und 22, auffällig durch sehr hohe Notdienstvisitenzahlen, haben die wenigsten Rettungseinsätze. Unsere Untersuchung kann keine weiteren Daten über die Ursache dieser Ungleichheit beitragen. Wird vorausgesetzt, daß keine grundsätzlich andere Epidemiologie pro Bezirk zugrundeliegt, so wäre ein Anlaß für gezielte Patientenaufklärung über die Rolle der beiden Versorger gegeben.

Auch die Bezugsgröße des hausärztlichen Versorgungssystems wurde mit den Notdienstdaten in Bezug gesetzt: Das hausärztliche Versorgungssystem leistet in den notdienstfreien Zeiträumen die Hauptarbeit der Primärversorgung. Es läge daher nahe, eine erhöhte Einsatzzahl mancher Bezirke auf Versorgungsschwächen im hausärztlichen System zurückzuführen.

Im Gesundheitsbericht für Wien 1985 findet sich eine Dokumentation der Einwohnerzahlen pro Kassenarzt. Wären die Patientenanzahlen in einem Bezirk im gleichen Sinn erhöht wie die Notdienstvisitenanzahlen, so könnte dies auf eine übergroße Belastung des Hausarztsystems mit Abfluß überzähliger Arbeit in den Notdienst hinweisen. Ein Vergleich der Notdienstvisitenanzahlen der Tagdienststudie und der Einwohnerzahlen pro Kassenarzt aus dem Gesundheitsbericht erbrachte einen signifikanten Unterschied zwischen den beiden Zahlenreihen. Eine statistisch belegbare Beziehung zwischen der versorgten Einwohnerzahl im Hausarztsystem und der Belastung des Notdienstes durch Visiten ist damit eher auszuschließen.

Unsere Untersuchung zeigt hingegen eine viel einfachere Beziehung auf: Die Einwohnerzahlen der versorgten Bezirke sind allein ausreichend, die Häufigkeit von Visitenanzahlen im Notdienst bei Tag und Nacht zu erklären. Nur am Stadtrand scheint bei Tag (am Wochenende) ein zusätzlicher geographischer Faktor – die Entfernung zu den nächsten Spitälern – die Visitenanzahlen pro Bezirk zu beeinflussen.

3.2   Normale und beschleunigte Visiten

Wenn ein Dienst wirkungsvoll sein will, so beweist er dies durch schnellen Einsatz, wenn er wahrhaft dringlich gebraucht wird: Nicht die Routinevisite muß schnellstens erfolgen; die Qualität des Dienstes bewährt sich bei der beschleunigten Visite.

Im Notdienst gibt es die Benennung als dringliche Visite, eine Bezeichnung für den internen Gebrauch der Leitzentrale, und die Bezeichnung als Blaulichtvisite, die Einfluß auf das Verhalten des Einsatzfahrzeuges im Straßenverkehr hat. Von 1787 Berufungen bei Tag, die zu Hausbesuchen im Wochenendnotdienst führten, wurden 440 (24,6%) als dringlich ausgezeichnet, 155 andere (8,7%) als Blaulichtvisiten. Im Wochentagsnachtdienst wurden von 1460 Visiten 251 (17,2%) als dringlich bezeichnet, 147 (10%) als Blaulichtvisiten.

In jedem Dienst gibt es mehr dringliche als Blaulichtvisiten, und dies in statistisch signifikantem Ausmaß.

Die verschiedenen Dringlichkeitsstufen von Visiten treten jedoch je nach Uhrzeit in verschiedener Häufigkeit auf:

Die Uhrzeit der Anrufe bei verschiedenen Dringlichkeitsstufen von Visiten im Tagdienst

Uhrzeit der Berufung		normal	dringlich	Blaulicht	gesamt
600	–	46	13	3	62
700	–	92	40	10	142
800	–	127	42	15	184
900	–	93	46	17	156
1000	–	107	49	17	173
1100	–	85	42	10	137
1200	–	68	29	9	106
1300	–	78	28	10	116
1400	–	74	30	11	115
1500	–	59	30	9	98
1600	–	75	33	13	121
1700	–	90	15	11	116
1800	– 1900	69	24	15	108

Die Uhrzeit der Anrufe bei verschiedenen Dringlichkeitsstufen von Visiten im Nachtdienst

Uhrzeit der Berufung		normal	dringlich	Blaulicht	gesamt
1900	–	254	52	17	323
2000	–	152	36	21	209
2100	–	108	37	19	164
2200	–	85	45	23	153
2300	–	72	33	16	121
2400	–	60	23	8	91
100	–	51	14	7	72
200	–	36	19	4	59
300	–	34	23	5	62
400	–	25	27	3	55
500	–	26	16	10	52
600	– 700	22	16	11	49

Da nicht alle Visitenanmeldungen in den untersuchten Zeitraum fallen, sind die Summen dieser Aufstellungen kleiner als bei sonstiger Auflistung der Visitenzahlen.

Das Testverfahren ergab die folgenden Vergleichsdaten: Bei Nacht liegt ein signifikanter Unterschied in der stundenweisen Verteilung der normalen, dringlichen und Blaulichtvisiten vor: Die Verteilung der beschleunigten Visitenarten ist während der ganzen Nacht weitgehend gleichartig. Normale Visiten sind aber bis 23 Uhr bedeutend häufiger als während der restlichen Nacht. Daraus erhebt sich die Frage, wieviele der Berufungsgründe schon vor dem Notdienstzeitraum aufgetreten sind, aber zu keiner Berufung im Hausarztsystem führten. Bei Tag ergibt sich kein signifikanter Unterschied in der stundenweisen Verteilung der normalen, verglichen mit den dringlichen und Blaulichtvisiten.

Die folgende Tabelle zeigt, wieviel Zeit für die verschiedenen Visitenformen von der telephonischen Berufung bis zur Weitergabe des Visitenauftrages an den Wagen verstreicht.

Zeitraum von der telephonischen Berufung bis zur Weitergabe der Visite an das Einsatzfahrzeug bei normal bestellten, dringlichen und Blaulichtvisiten bei Tag

Die Prozentzahlen besagen den Anteil aller Visiten dieser Dringlichkeitsstufe, der zum genannten Zeitpunkt an den Wagen weitergegeben wurde. Die Prozentzahlen sind gerundet.

Dauer in Minuten	normal	in %	dringlich	in %	Blaulicht	in %
-9	242	20,3	155	35,2	91	57,2
-19	174	14,6	121	27,5	42	26,4
-29	184	15,5	71	16,1	11	6,9
-39	115	9,7	37	8,4	5	3,1
-49	105	8,8	32	7,3	4	2,5
-59	76	6,4	8	1,8	2	1,3
-69	55	4,6	10	2,3	1	0,6
-79	53	4,5	3	0,7	1	0,6
-89	40	3,4	0		0	
-99	29	2,4	0		0	
-109	30	2,5	1	0,2	0	
-119	25	2,1	0		0	
-129	9	0,8	0		0	
-139	7	0,6	0		0	
-149	11	0,9	1	0,2	0	
-159	8	0,7	1	0,2	0	
ab 160	27	2,3	0		0	
Σ	1190		440		159	

Tabellenkopf: Visiten Tag

Zeitraum von der telephonischen Berufung bis zur Weitergabe der Visite an das Einsatzfahrzeug bei normal bestellten, dringlichen und Blaulichtvisiten bei Nacht

Dauer in Minuten	Visiten Tag normal	in %	dringlich	in %	Blaulicht	in %
-9	182	19,6	135	39,1	80	55,2
-19	155	16,7	96	27,8	40	27,6
-29	126	13,5	59	17,1	10	6,9
-39	96	10,3	23	6,7	9	6,2
-49	88	9,5	16	2,3	0	
-59	69	7,4	8	0,9	2	1,4
-69	52	5,6	3	0,9	1	0,7
-79	40	4,3	3	0,6	1	0,7
-89	24	2,6	2		1	0,7
-99	23	2,5	0		0	
-109	21	2,3	0		0	
-119	18	1,9	0		0	
-129	13	1,4	0		1	0,7
-139	5	0,5	0		0	
-149	5	0,5	0		0	
-159	5	0,5	0		0	
ab 160	8	0,8	0		0	
$\sum$	930		345		145	

Aus den Tabellen ist zu erkennen, daß die Mehrheit der beschleunigten Visiten in tatsächlich sehr kurzer Zeit weitergegeben wird. In den ersten zehn Minuten nach dem Anruf ergehen bei Tag und Nacht mehr als 55% der Blaulichtvisitenwünsche an die Einsatzwagen. Für die normal bestellten Visiten wird dieser Anteil erst nach 30 Minuten erreicht, aber auch für die dringlichen schon nach 20 Minuten. Die Untersuchung der diagnostischen Bemühungen am Telephon wird uns erklären, wie diese Leistung erreicht wird.

Ein Vergleich der Dringlichkeitsstufen nach Bezirken war wegen der kleinen Zahlen nicht aussichtsreich und wurde daher unterlassen. Es konnte aber gezeigt werden, daß innerhalb der 12 Stunden des Tagdienstes die Weitergabe von Visiten in jedem Stundenintervall mit statistisch gleichartiger Verzögerung erfolgte.

Die Effizienz des Dienstes hängt auch davon ab, ob die eintreffenden und die weitergegebenen Berufungen in einem kompensierten Fließgleichgewicht stehen: Ein Rückstau würde die Handlungsfreiheit des Dienstes bei Notfällen beschränken. Im statistisches Testverfahren wurde die Anzahl stündlich eintreffender und die Anzahl in der nächsten Stunde weitergegebener Berufungen verglichen. Zwischen den beiden Zahlenreihen ergab sich weder bei Tag noch bei Nacht ein signifikanter Unterschied. Dies ist um so interessanter, als die Anzahl eintreffender Visitenwünsche für sich keineswegs monoton ist, sondern im Verlauf von Tag und Nacht statistisch signifikante Unterschiede gegen eine Gleichverteilung aufweist. Die Zentrale gibt zwischen 92 und 189 Einsatzaufträge in der Stunde weiter. So fließen auch die hinausgehenden Berufungen ungleichmäßig, aber in gleicher Verteilung wie die eintreffenden: Bei wechselnden Berufungsfrequenzen im Verlauf des Tages kann der Dienst zu jeder Zeit der Nachfrage entsprechen und staut keine signifikanten Rücklagen auf.

3.3 Visitendauer

Die durchschnittliche Visite bei Tag dauert von Berufung zu Rückmeldung 30 Minuten. 40% der Visiten zu den häufigsten Erkrankungen liegen bei dieser Visitendauer. Kürzer dauern bei den untersuchten 32 häufigeren Zuordnungen 17% der Visiten, länger der Rest von 43%, dieser Rest jedoch in wesentlich höheren Zeitstufen: 30 Visiten dauern 90 bis 100 Minuten. 2 dauern noch 240 bis 250 Minuten, die Stufen dazwischen sind durch eine fallende Reihe ausgefüllt. Die seltenen überlangen Visiten bringen die eigentlichen Zeitverluste hervor. Ein signifikanter Unterschied des Zeitaufwandes nach der Art der besuchten Erkrankung ließ sich nicht ausreichend belegen. Für die Visitendauer fand sich auch kein statistisch signifikanter Unterschied zwischen den Geschlechtern. Ein rechnerisch für den Tagesablauf erwiesener statistisch signifikanter Unterschied im Zeitaufwand pro Visite konzentrierte sich auf die Mittagszeit und dürfte sich durch Einrechnung der Pausenzeiten in die dortigen Visiten ergeben haben.

3.4 Zusammenfassung

Der Anteil von Visiten pro Bezirk ist bei Tag und Nacht für die Bezirke 1 bis 20 gleich, für die großen Randbezirke mit den höheren Nummern am Wochenende bei Tag höher. Eine Beziehung zur Arztdichte konnte nicht gefunden werden, jedoch erscheint es, ohne sichere Kenntnis einer Kausalbeziehung, bedeutsam, daß die Innenstadtbezirke mehr von der Rettung betreut werden, die Stadtrandbezirke mehr vom Notdienst.

Dringliche und Blaulichtvisiten treten in verhältnismäßig konstanter Häufigkeit und Verteilung bei Tag und Nacht auf, während die normalen Visiten ein beträchtliches Hoch in den frühen Abendstunden erreichen. Ob hier unerfüllte Visitenwünsche vom abgelaufenen Tag nachzuholen sind?

Die Weitergabe von Visitenbestellungen gelingt meist in sehr kurzen Zeiten, sodaß der Dringlichkeit der Visiten auch bei beträchtlichem Arbeitsumfang entsprochen werden kann. Nach 10 Minuten sind über 55% der Blaulichtvisiten bei Tag und Nacht an einen Wagen weitergegeben. Die anflutenden und die von der Zentrale abgegebenen Visitenwünsche stehen in einem stabilen Gleichgewicht, das keinen Rückstau erzeugt.

Die Durchschnittsvisite dauert bei Tag von Berufung bis Rückmeldung 30 Minuten. Alter und Geschlecht der Patienten haben für die Visitendauer keine Bedeutung.

Kapitel 4

Theoretische Bearbeitungen der Diagnostik an der ersten ärztlichen Linie

Für die Diagnostik in primärärztlichen Situationen haben die Arbeiten von R. N. Braun in Wien und Ian R. McWhinney in London, Ontario, Canada in der Weltliteratur der Allgemeinmedizin die allerhöchste Anerkennung erlangt. Ihre Arbeiten entstanden in engere Bindung an die Gedankengänge der Wissenschaftstheorie dieses Jahrhunderts, besonders Karl Poppers, weil jede vertiefte Auseinandersetzung mit der primärärztlichen Diagnostik zu der Erkenntnis führt, daß ihre Methodik dem Gang der Erkenntnisfindung in der Wissenschaft überhaupt entspricht.

Einige Thesen sollen die Grundlagen solchen Denkens verdeutlichen:

In der diagnostischen Alltagsarbeit werden Hinweise über die Leibesbeschaffenheit, das Erleben und die Umwelt des Patienten gesammelt. Einzelhinweise werden, auf dem Weg gestalthafter Zusammenschau und logischer Exklusion oder Konklusion, zu Gruppen von Hinweisen vereinigt, die somatischen Diagnosen sehr nahe kommen können. R. N. Braun bezeichnet diese Stufen von Erkenntnis als Symptome, Symptomgruppen und das Bild einer Krankheit. Er definiert als Diagnose im Sinn strenger Erkenntniskritik *die wissenschaftlich zwingende Zuordnung eines Beratungsergebnisses zu einem Krankheitsbegriff.* Er setzt fort mit der Feststellung, daß die meisten (bei ihm 89%) der Beratungsergebnisse nach Erstkonsultation in der Primärmedizin diesen erkenntniskritisch hohen Rang nicht erreichen. Das *Bild einer Krankheit*, dem der alltägliche, unreflektierte Diagnosenbegriff sehr nahe steht, wird in seinen Untersuchungen zu 42% erreicht, Symptome und Symptomgruppen in 23 und 24%.

Wenn an der ersten ärztlichen Linie kein endgültiges diagnostisches Ergebnis gefunden wurde, so gilt der Patient nicht als gesund, sondern es wird dem Beschwerdebild zuerkannt, daß es noch weitere Entwicklungen haben kann, die sowohl zum Stillstand des Krankheitsgeschehnisses, als auch zu radikalen Verschlechterungen überleiten können. Wie in Poppers Erkenntniskritik ist also die

Wahrheit als endgültige Ausage in weiter Ferne zu suchen. Jeder Tatbestand, dem Wahrheit zugeschrieben wird ist, im Verlauf wiederholt zu überprüfen und stets erneut kritisch im Gesamtzusammenhang zu sichten.

Im Sinn einer generalistischen Bemühung um den Menschen wird der Symptomatik auch ein Symbolcharakter zugestanden, der zu anderen Methoden der Diagnostik auf der Ebene menschlichen Verständnisses Anlaß gibt. Die Unsicherheit primärärztlicher Beurteilungen ergibt sich aus der Notwendigkeit, eine Erstbeurteilung zu geben, während der Krankheitsprozeß noch abläuft und noch keine Gewißheit bestehen kann, ob, bei manchen mehrdeutigen Symptomen, der Beginn schwerster somatischer Entgleisungen oder eine vorwiegend vom persönlichen Erleben geprägte Symptomatik vor Augen liegt. Dies ist deswegen gerade für einen Notdienst von großer Bedeutung, weil die psychosoziale Symptomatik keine vertiefte apparative Diagnostik erfordert, sondern auf der Ebene menschlicher Begegnung gelöst werden kann, die Verkennung einer abwendbar gefährlichen Körperstörung jedoch zu schweren Schädigungen mindestens der Patienten-Arzt-Beziehung, oft der leiblichen Gesundheit des Patienten führt. Angesichts der Forderung nach Frühintervention bei zahlreichen Gesundheitsstörungen ist die Verkennung einer Frühsymptomatik ja tatsächlich oft mit der Verschlechterung der Prognose gleichzusetzen.

Die Zusammenschau der vom Arzt gesammelten Information bis zum Ausmaß gesicherter Diagnosen kann nach Grundsätzen der Wahrscheinlichkeitstheorie erklärt werden: An der Basis solcher Erklärungen steht eine Anwendungsform des Bayes Theorem. Es stellt für den diagnostisch tätigen Mediziner die Beziehung zwischen den, in einem epidemiologisch konstanten Umfeld, erlebten Symptomen und den dort auffindbaren Diagnosen dar:

Eine modifizierte Schreibung, die, nach McWhinney, den Bedingungen des Berufes entspricht, lautet wie folgt:

$$\frac{WD}{S} = \frac{\frac{WS}{D} \cdot WD}{WS}$$

In dieser Formel bedeuten $\frac{WD}{S}$ die Häufigkeit der Diagnose (in diesem konstanten epidemiologischen Milieu) bei diesem Symptom, $\frac{WS}{D}$ die Häufigkeit des Symptoms bei dieser Diagnose, WD die Häufigkeit dieser Diagnose in dieser epidemiologisch als konstant angesehenen Bevölkerungsgruppe, und WS die Häufigkeit des Symptoms in dieser Bevölkerung.

Das Bayes Theorem, in dieser Anwendungsform auf Entscheidungssituationen in der Diagnostik, drückt eine Wechselbeziehung zwischen Symptomen und Diagnosen unter Bedingungen einer lokalen, doch konstanten Epidemiologie aus.

Diese Darstellung der Entscheidungssituation des Arztes erlaubt, den Wert eines Symptoms in Bezug auf eine versorgte Bevölkerungsgruppe zu relativieren: Eine der Behauptungen, unter denen wir arbeiten lautet, daß an der ersten ärztlichen Linie, beim Allgemeinarzt oder im Notdienst, psychosozial gefärbte Symptomangebote wahrscheinlicher sind als im Bereich der sekundärärztlichen oder sogar subspezialisierten Spitalsmedizin. Die Entscheidung zugunsten der psychosozialen Interpretation einer Symptomatik kann dann von der Epidemiologie des

Versorgungsbereiches gefärbt werden und, in der Primärversorgung eher als bei einem selektierten Patientengut zur, psychosozialen Deutung führen. Zusätzlich ist im Rahmen eines ärztlichen Versorgungsbereiches zu erwarten, daß die bloße Nennung eines geläufigen Symptoms im Zuhörer die, für diesen Berufsbereich, relevante Häufigkeitsverteilung von diagnostischen Folgerungen aus diesem Symptom zu Bewußtsein bringt. Das angeblich allein handlungsleitende Symptom ist für diese Funktion deswegen geeignet, weil es auf die nach Bayes assoziierbaren diagnostischen Schlußfolgerungen Bezug nimmt.

Es ist für den alltäglich tätigen Vertreter eines Berufes von großer Bedeutung, die Häufigkeit diagnostischer Ergebnisse für seinen Versorgungsbereich zu kennen. Besonders dann, wenn Sicherheit in der apparativen Diagnostik nicht bis an die Schwelle des Patienten gebracht werden kann. Wenn zudem die Frühformen von Krankheiten keine Beurteilung eines Vollbildes erlauben, sondern nur eine prognostische Erwartung abgeschätzt werden kann, ist die Kenntnis der Wahrscheinlichkeiten von Gesundheitsstörungen im versorgten Patientengut eine Entscheidungshilfe ersten Ranges:

Sie wird für den Einzelfall nicht die letzte Entscheidung begründen, aber die erste Beurteilung in den richtigen Weg lenken. Sie wird für die ärztlichen Entscheidungen und die Information der Angehörigen die Rahmenbedingungen setzen. Sie wird die Möglichkeit vorgeben, absichernde Handlungen im Rahmen der erwartbaren Gefahren zu setzen. Eine Epidemiologie der versorgten Gesundheitsstörungen eines ärztlichen Bereiches hilft Handlungen zu leiten, sie ist aber nicht die maßgebliche Entscheidungshilfe für den Einzelfall. Als allgemeine Aussage über einen ärztlichen Versorgungsbereich hilft sie, die Wahrscheinlichkeiten von Gesundheitsstörungen nach der Formel von Bayes richtig einzuordnen, und kann damit als relevantes Instrument für das Denken in der Alltagsarbeit dienen.

Aus dieser Argumentation ergibt sich, daß die Darstellung eines Patientengutes nach Methoden der Epidemiologie eine Art Gruppeneigenschaft vorgibt, die als statistischer Bezugsrahmen relevante prognostische Entscheidungshilfen für die einzelne Entscheidung vermittelt. Wie alle Bearbeitungen der primärärztlichen diagnostischen Entscheidungen stets vermerken, sind manche gern verwendete Hinweise in der primärärztlichen Diagnostik mehr auf Eigenschaften des Menschen als der Erkrankungen ausgerichtet. So gibt es die bislang unwidersprochene Annahme unter den Notdienstärzten, daß die Berufungen vor Mitternacht zum Thema Herzanfall meist keiner koronaren Herzkrankheit sondern eher einem Angstanfall gelten. Nierenkoliken wieder sollen morgens besonders häufig sein. Zu all diesen Hinweisen fehlen die nötigsten belegenden oder widerlegenden Forschungsdaten. Sie sind auf dem Weg epidemiologischer Bearbeitung zu suchen. Sie könnten für die Notfallmedizin ebenso, wie für unser Nachdenken über Krankheiten überhaupt, Hinweise bringen oder falsche Thesen wieder ins Reich der Mythen verweisen.

Die Untersuchung des Wiener Ärztenotdienstes auf dem Weg epidemiologischer Forschung soll gemäß der hier erfolgten Darstellung einen vertieften Bezugsrahmen für die Alltagsarbeit geben und die Entscheidungssituationen der Ärzte im Dienst verbessern helfen. Sie wird durch Darstellung der Fälleverteilung dieser primärärztlichen Institution auch Licht auf Entscheidungen in der Primärversorgung überhaupt werfen, die anderswo schlechter studiert werden können.

Kapitel 5

Fälleverteilung und diagnostischer Prozeß

5.1 Eine Untersuchung der Fälleverteilung im Wiener Notdienst

Eine Fällestatistik gibt Auskunft über Beratungsergebnisse in einem medizinischen Versorgungsbereich (Braun). In der Allgemeinpraxis erwartet der Kenner des Berufes eine weitgehend einheitliche Fälleverteilung: Unter Bedingungen der mitteleuropäischen Allgemeinpraxis sind, nach R. N. Braun, *Gruppen von Menschen, die nicht unter extrem differenten klimatischen, sozialen und sonstigen Verhältnissen leben, dem Faktor Gesundheitsstörung offenbar mit ganz überwiegend gleichen Ergebnissen unterworfen.* Diese grundlegende epidemiologische Aussage schreibt dem Allgemeinarzt, wenn er der Arzt des Erstkontaktes ist, eine hervorragende Rolle zu:

Durch seine Rolle als Erstbetreuer kann er die natürliche Morbidität und ihre Bewegungen in einer Bevölkerungsgruppe aus nächster Nähe verfolgen. Seine Berufsidentität und sein Handeln prägen sich an der Realität der Erkrankungen seiner Klientel weit mehr als an den Forschungsergebnissen der akademischen Hierarchie. Implizit sind in seinem Rollenbild noch andere Funktionen enthalten, die gleichfalls auf eine besondere Verteilung von Krankheiten an der ersten ärztlichen Linie zurückgeführt werden können: die Rolle des Langzeitbetreuers, die des persönlichen heilsamen Gesprächspartners (*Medizinmannes*), die des Familienarztes und die des Kassenarztes.

Die Vorteile, die eine solche Rollenerfüllung für ökonomische, präventive, und erst recht humanitäre Anliegen haben könnte, sind in manchen Gesundheitssystemen im besten Sinn merkbar: Die Organisation einer ärztlichen Primärversorgung rund um diese Arztrolle ist von der Weltgesundheitsorganisation aus wohlerwogenen Gründen zum Zentralthema ihrer Gesundheitspolitik bis ins Jahr 2000 gemacht worden.

Ein Notdienst ist gleichfalls eine primärärztliche Versorgungsform. Ihm ist aber neben der Aufgabe des Erstkontaktes noch das Defizit der Kurzzeitversorgung, die Fremdheit zwischen Arzt und Patient und die Beschränkung der Betreuung auf nur eine Epidode aufgetragen. Er hat in unnatürlicher Schärfe nur primärärztliche Aufgaben zu erfüllen. Diese könnten aber gerade in dieser Auswahl besonders gut studiert werden und Erkenntnisse für die gleiche Rolle des Hausarztes bringen.

Wir werden mit Hilfe unserer Untersuchung die Fälleverteilung nach dem Notdiensthausbesuch so wie sie nach verschiedenen Filterprozessen auftritt, darstellen können. Wir legen damit eine Stichprobe vor, die gesicherte Aussagen über den Dienst ermöglicht; nicht aber über die natürliche Morbidität der Wiener Bevölkerung. Die Art der Patienten ist ja durch die Organisationsform und Funktion des Dienstes bestimmt.

Als Filter vor der Notdienstkonsultation beim Hausbesuch haben wir zuerst die Absicht des Patienten, oder seiner Angehörigen, aufzufassen, überhaupt den Notdienst mit einem Problem zu befassen und nach Telephonat mit der Zentrale weiterhin eine Visite zu wollen. Nach den vorhandenen Unterlagen entfallen auf einen Visitenwunsch zwei bloße Anfragen, die aber oft vom Patienten nur als Anfrage und nicht als Visitenwunsch beabsichtigt sind. Immerhin wird auch der Telephonarzt die Visitenfrequenz regulieren. Konkurrenzdienste, insbesondere die Wiener Rettung, werden, nach Verständnis des Patienten von der Dringlichkeit seiner Erkrankung, einen Teil der Visitenwünsche auffangen. Daraus ist zu begründen, daß die natürliche Morbidität in einer epidemiologischen Untersuchung des Notdienstes nicht mehr evident sein wird.

Das Studium der Häufigkeitsverteilung der im Notdienst betreuten Erkrankungen läßt Schlußfolgerungen zu, welche Gesundheitsstörungen den Patienten in Wien so dramatisch erscheinen, daß sie sie zu ungewöhnlicher Zeit dennoch ins Medizinsystem einbringen. Das wirft Schlaglichter auf die Auffassung unserer Bevölkerung, was gesund sein soll, was krank, was behandlungsbedürftig, was allein zu erleiden ist. Ein Studium der vor Besuch geäußerten Symptome läßt Schlußfolgerungen zu, wie der Patient seine Gesundheitsstörung erlebt oder unter geringer Hilfe formuliert. Und ein Studium der Wechselbeziehungen (sofern vorhanden) zwischen Vorangaben und diagnostischem Endergebnis nach Besuch könnte Aussagen über sinnvolle Schwerpunkte oder mögliche Sicherheitsfaktoren einer Telephonanamnese geben.

Im Sinn der Grundlehren Brauns von der Fälleverteilung an der ersten ärztlichen Linie kann eine Notdienststudie Aufschlüsse geben über die – möglichst patientennah erhobenen – häufigsten Erstsymptome, aber auch über die daraufhin behandelten Gesundheitsstörungen bis zum erkenntnismäßigen Niveau der Diagnose. Diese Erkenntnisse können Folgerungen für die Ausbildung und Ausrüstung der Notärzte haben. Aber auch das merkliche Fehlen mancher fällestatistisch naheliegender Gesundheitsstörungen kann zu kritischer Nachschau im Diagnosenregister der Notdienstärzte führen und die Diagnostik im Notdienst vertiefen helfen.

5.2   Der diagnostische Prozeß im Notdienst

In der Studie wurden je 15 Dienstzeiträume im Wochenendtagdienst und Wochentagsnachtdienst nach den genannten strengen Kriterien ausgewählt und untersucht. Was wurde aufgezeichnet? Beim Telephongespräch waren es die Daten, die der Patient beibrachte: in einer Umsetzung, die ein ärztlicher Gesprächspartner aus diesen Vorangaben mit Hilfe von Fachwissen und Notdiensterfahrung erstellte. Diese Angaben können zu einem hohen Grad als Darstellung der Wahrnehmung der Patienten von ihrer Beschwerde gelten.

Diese Wahrnehmung kann in verschiedener Form vom Medizinsystem vorgeprägt sein:

1. Bei *chronischen Erkrankungen:* (Oft lange) nach kompletter ärztlicher Diagnose kann es zur notdienstmäßigen Betreuung einer Krankheit kommen: Dann ist die angegebene Beschwerde nahe oder identisch einer ärztlichen Diagnose und gibt uns kaum Einblick in die Wahrnehmung des Patienten von seiner Krankheit.

2. Bei *akuten Erkrankungen* kann die Beschwerde neu sein, frisch aufgetreten und bisher ärztlich nicht beurteilt: Der Patient wird sein laienhaftes Beurteilungssystem für Diagnostik und Prognostik einsetzen und die subjektiv erlebten Umstände mit Hilfe des Telephonarztes zu klären versuchen. Die Beschreibung des Problems wird die Wahrnehmung des Laien (Patienten, Angehörigen) von einer Erkrankung spiegeln. Das verwendete Sprach- und Begriffsfeld wird laienhafte Symptomwahrnehmungen in Sprachausdrücken von Patienten wiedergeben. Dieser Teil der Untersuchung ermöglicht daher mit selten erlebter Reinheit, die Umsetzung von Symptomwahrnehmung zu Erstbeurteilung beim Patienten nachzuvollziehen. Er erlaubt aber auch Aufzeichnungen der vom Patienten bevorzugten Bezeichnungen, obwohl gefiltert durch den fachlichen Sprachschatz des Telephonarztes. Die vom Patienten oder seinen Angehörigen erlebte Dringlichkeit wird nach den niedergelegten Grundsätzen der Notfallmedizin die Dringlichkeit der Intervention bestimmen.

Der Besuch beim Patienten bringt beträchtlichen Informationszuwachs aber auch keine volle Erkenntnis: Prognostische Vorangaben lassen sich fast immer durch den Hausbesuch des Notarztes kritisch überprüfen. Seltener ist eine ausreichende diagnostische Klärung zu erwarten: Die Diagnostik ist in der Medizin zu Recht auf verschiedene Versorgungsformen aufgeteilt und kann nur zum Teil auf der Ebene primärärztlicher Beurteilung abgeschlossen werden. Dies liegt nur zum Teil an der Unmöglichkeit, alle Hilfsmittel und alles Wissen der Medizin an die erste Linie zu bringen zum anderen Teil am natürlichen Verlauf der Krankheiten. Nach dem Besuch zeichnet der Arzt eine Krankheitsbezeichnung auf, die bei chronischen Betreuungsproblemen wahrscheinlich nur den bekannten Tatbestand noch einmal feststellt. Bei neu aufgetretenen Symptomen jedoch erhalten wir für unsere Untersuchung eine neue Momentaufnahme aus dem noch laufenden diagnostischen Prozess: Die diagnostische Bezeichnung nach der ersten Beurteilung des Patienten durch den geschulten Fachmann in dessen Berufssprache. Die Darstellung in diagnostischen Begriffen sollte dem Grad nun erreichter Information entsprechen: Aus der ersten Darstellung der Erkrankung in Symptomform sollte sich durch Nachschau eine geordnete Zusammenfassung in höherer Abstraktion ergeben haben: Nun sollte eine wissenschaftlich zwingende Zuordnung eines Beratungsergebnisses zu einem Krankheitsbegriff (Braun) wahrscheinlicher sein als vor Besuch; und dies nicht nur wegen des beurteilenden Arztes, sondern auch weil die Gesundheitsstörung Zeit zur Entwicklung hatte. Gelingt keine sicher zusammenfassende Beurteilung, so drückt sich die Abschlußbeurteilung weiterhin in Begriffen von Symptomen oder kaum integrierten Gruppen von Symptomen aus.

Wie jeder tätige Arzt weiß, kann diese Mitteilung vor dem erkenntnistheoretischen Niveau der Diagnose bedeuten, daß:

- die Information auf dieser Ebene ärztlicher Bemühungen, also in der Primärversorgung, nicht zu erheben ist;

- daß die Krankheit noch nicht voll ausgereift ist.

- daß die Gesundheitsstörung einen – oft funktionellen – nicht organschädigenden Höhepunkt überschritten hat und nicht mehr feststellbar ist.

Diese Überlegungen dienen nicht bloßer Spekulation: Wir erhalten Einblick in Geschehnisse der Krankheitsentstehung und in die Wege der Krankheitsverarbeitung in der Persönlichkeit des Laien. Wir erhalten aber auch Informationen über Krankheitsentwicklungen nach Zeitabläufen, die im Notdienst beträchtliche Konstanz haben, und dies bei einer methodisch homogenen Neubeurteilung nach Verfahrensweisen der Primärmedizin. Die Grundlagen für ein wissenschaftliches Forschungsunternehmen sind daher schon vom Ansatz der Notdienstorganisation her besonders günstig.

Die Untersuchung von zwei Stufen des diagnostischen Prozesses in derart reiner Form ist selten möglich. Es ist anzunehmen, daß aus den untersuchten Situationen Rückschlüsse auf den gesamten Prozess diagnostischer Primärwahrnehmung und Erstbeurteilung möglich werden. Diese werden aber nicht allein die Epidemiologie der untersuchten Situationen und Patienten umfassen, sondern, mehr als bei anderen Untersuchungen diagnostischer Aussagen, die Art der Umsetzung dieser Wahrnehmungen vom Erleben zum Sprachausdruck in der Sprache des Patienten.

5.3   Gibt es Vollständigkeit in den diagnostischen Angaben?

Vorbildhafte Studien aus England, insbesondere die National Morbidity Studies, haben das Problem der Aufzeichnung von diagnostischen Angaben in folgender Weise umschrieben: Jede Aufzeichnung am lebenden Menschen und aus Konsultationen kann nur *reported morbidity* feststellen, nicht also einen kompletten Querschnitt aller Gesundheitsstörungen des beurteilten Patienten. Nur was aus der Konsultation kommt wird aufgezeichnet, dann aber zu Vergleichszwecken mit

Daten gleicher Herkunft. Es gilt in solchen Untersuchungen als legitim, die Daten aufzuzeichnen und zu vergleichen, die von einem gewissenhaften Arzt bei konsequenter Ausübung seiner Funktion erhoben wurden.

Auch eine souveräne Klinikmedizin scheint diese Grenze irgendwo zu erreichen. Eine auf Vollkommenheit zielende epidemiologische Untersuchung könnte an einer solchen Unvollkommenheit, wie sie in der primärärztlichen Diagnosenstatistik akzeptiert wird, scheitern, wenn sie sich falsche Ziele setzt und ihre Grenzen nicht einsieht. Für unseren Fragenkreis soll daraus im positiven Sinn erhofft werden, daß sich in unvollkommenen Vorangaben vor Visite das Erleben des Patienten deutlich macht und daß die Ergebnisse, die der Arzt nach dem Notdienstbesuch aufzeichnet nicht nur ein Erkrankungsspektrum darstellen, sondern auch das Ausmaß von möglichen Aussagen in einer spezifischen Art von Medizin. Diese Erkenntnisse stellen für unsere Fragen ein Forschungsziel im eigenen Recht dar und werden von der erwähnten Kritik nicht berührt.

Welche Zahlenangaben helfen uns, die Menge diagnostischer Daten zu erfassen?

Auf Grund der oben dargestellten Untersuchungsmethodik liegen für jeden Einsatz die angegebenen Beschwerden vor Besuch vor, nicht aber alle diagnostischen Zuordnungen nach dem Besuch. Zur Untersuchung kamen 1787 Einsätze an Wochenendtagen und 1460 Einsätze in Wochentagsnächten. Im Tagdienst wurden vor Besuch 2545 diagnostische Einzelangaben als angegebene Beschwerden aufgezeichnet. Im Durchschnitt der Visitenanmeldung waren das 1,42 angegebene Beschwerden. Da aus den geschilderten Gründen nicht bei allen Visiten diagnostische Ergebnisse gewonnen werden konnten, liegen für die 1787 Tageinsätze 1279 diagnostische Ergebnisse nach Besuch vor.

Im Nachtdienst wurden vor Besuch 1816 angegebene Beschwerden aufgezeichnet. Unter Bezug auf 1460 Einsätze ergeben sich 1,25 angegebene Beschwerden im Durchschnitt einer Visitenanmeldung. Nach dem Nachtbesuch lagen aus den genannten Registrierproblemen 892 diagnostische Ergebnisse vor.

Die Vergleichbarkeit der beiden Datengruppen vor und nach Besuch, also auch nach Reduktion der verfügbaren diagnostischen Datenmenge, wurde in folgender Weise überprüft: Die Gruppen der Männer und Frauen der Dienstabschnitte vor und nach Besuch wurden nach Altersgruppen gereiht und im Chi-Quadrat-Test verglichen. Es ergaben sich grundsätzlich keine statistisch signifikanten Unterschiede für das Alter der Untergruppen von Männern oder Frauen vor und nach Besuch innerhalb von Tag- oder Nachtdienst. Statistisch signifikante Unterschiede ergaben sich aber zwischen Tag und Nacht. Dies verweist auf eine nach Geschlecht und Alter verschiedenartige Inanspruchnahme der verschiedenen Dienste. Für die Zwecke der Untersuchung kann die vorliegende Datenmenge, trotz der erhebungstechnisch begründeten Reduktion, als aussagekräftig gelten.

Kapitel 6

Diagnostische Ergebnisse im Notdienst

6.1 Methode der Darstellung der Ergebnisse

Eine Darstellung der Häufigkeiten in einer größeren Gruppe diagnostischer Ergebnisse kann von zwei Gesichtspunkten her erfolgen:

- gereiht nach Häufigkeiten oder

- gruppiert nach den verwendeten diagnostischen Zuordnungen.

In diesem Kapitel sollen die Ergebnisse der Studie im Zusammenhang des verwendeten diagnostischen Code des *Royal College of General Practitioners* dargestellt werden. Dabei sollen Diagnosengruppen des Code summiert, zweifelhafte oder undeutliche Vorangaben klargestellt, und merkliche Häufigkeiten oder Absenzen von diagnostischen Gruppen vermerkt werden.

Vor Beginn der Darstellung der Ergebnisse sind die wichtigsten eingeführten *Begriffe* zu erklären:

Als *Dienstabschnitt* wird für Zwecke dieser Darstellung eine geschlossene Periode diagnostischer Zuordnung bezeichnet: Dies ist entweder die Phase der *Telephonanamnese*, die abgekürzt als Tagdienst oder Nachtdienst *vor Besuch* bezeichnet wird; oder die Phase nach ärztlicher Beurteilung beim Besuch. Sie erhält die Bezeichnung *Tagdienst / Nachtdienst nach Besuch*.

Im diagnostischen Prozess erfährt die Vorangabe oder ärztliche Beurteilung eine *Klassifizierung* als *Zuordnung zu einem diagnostischen Begriff*. Dieser ist gerade in dieser Studie selten eine *Diagnose* auch nur im Sinn des Code. Meist liegt eine Symptomklassifizierung nach R. N. Braun vor.

Eine *Diagnosengruppe* ist der vom Code vorgesehene Oberbegriff, in dem sich gedanklich einheitliche Anteile von diagnostischen Zuordnungen finden. Beispiel: Neoplasmen, infektiöse Erkrankungen, Trauma ...

Für jede Diagnosengruppe stellt der Code mehr diagnostische Zuordnungsmöglichkeiten oder *Positionen* zur Verfügung, als in dieser Studie gebraucht werden.

Dies verweist auf die Lücken der Epidemiologie bei einer Versorgungsform, die nicht alle Krankheiten und Krankheitsstadien behandeln und erst recht nicht alle ärztlichen Funktionen erfüllen will. Die Anzahl und Art nicht verwendeter Zuordnungsbegriffe wird in dieser Studie als wertvoller Hinweis zum Verständnis des Dienstes aufgefaßt und in der Darstellung der Ergebnisse mitgeteilt.

Die *wichtigsten statistischen Verfahren* bestanden im Vergleich von Häufigkeiten mit Chi-Quadrat-Test bei Zugrundelegung einer Irrtumswahrscheinlichkeit von $p < 0,05$.
Verglichen wurden:

- die Geschlechtsunterschiede innerhalb der Gruppe oder innerhalb eines diagnostischen Begriffs bei Vergleich mit der Verteilung im ganzen Dienstabschnitt. Es wurden also im Regelfall die Häufigkeiten bei Männern oder Frauen in einer einzelnen Zuordnung oder Gruppensumme verglichen mit der Häufigkeit der Männer und Frauen des gesamten Dienstabschnittes abzüglich der verglichenen Anzahl. Diesem Vorgehen entspricht als statistischer Test das konsequent angesetzte und durchgeführte Chi-Quadrat-Testverfahren.

- die Häufigkeit einer diagnostischen Zuordnung oder einer Gruppensumme mit den Häufigkeiten derselben Einheit in einem anderen Dienstabschnitt. Als Bezugsgrößen dienten die Gruppenhäufigkeiten des gesamten Dienstabschnittes im Tag- oder Nachtdienst, der verglichen oder mit dem verglichen wurde.

Damit entstehen Vergleiche zwischen der Telephonanamnese und den Ergebnissen nach Besuch, Vergleiche zwischen der Telephonanamnese bei Tag und bei Nacht und Vergleiche zwischen den diagnostischen Endergebnissen bei Tag und bei Nacht. Wieder ist der Chi-Quadrat-Test zu verwenden.

6.2 Diagnostische Zuordnungen vor Arztbesuch bei Tag

6.2.1 Die diagnostischen Zuordnungen

Codierung, Häufigkeiten, Geschlechterverteilung und Promille der Summen als Anteil aller diagnostischen Zuordnungen

Code	Klassifizierung	Männer	Frauen	Summe	Promille
	Gesamtsumme	1011	1534	2545	
	rechnerische Summe				1000,61

Infektiöse und parasitäre Erkrankungen

Code	Klassifizierung	Männer	Frauen	Summe	Promille
5	Salmonellenenteritis	0	1	1	0,39
15	Durchfall und Erbrechen	10	19	29	11,39
45	Scharlach	1	1	2	0,79
50	Erysipel	2	1	3	1,18
55	Meningitis	1	2	3	1,18
60	andere bakt. Infektionen	0	1	1	0,39
90	Zoster	1	2	3	1,18
105	Masern	1	0	1	0,39
	Summe	16	27	43	16,89

Die gesamte Diagnosengruppe des Code enthält 55 Positionen, von denen in der Untersuchung 8 verwendet wurden. Bei Reihung aller Gruppen diagnostischer Ergebnisse nach ihrer Häufigkeit innerhalb des Dienstabschnittes nimmt diese Gruppe den 11. Rang ein. Es wurden sehr wenige bakterielle oder virale Infektionen ätiologisch nach der Art des Erregers bezeichnet. Weder Pilze noch Protozoen wurden klassifiziert. Die Klassifizierungsmethodik für dieses Kapitel sollte, ihrer Widmung nach, ätiologisch und nicht nach Symptomen sein. Die häufigste Klassifizierung in dieser Notdienststudie ist jedoch ein Befund nach klinischer Untersuchung dem im ärztlichen Denken zahlreiche Erregerarten, manchmal auch psychosomatische Reaktionen zugeordnet werden können. Der Laie beschreibt damit am Telephon die Indikation zur Hilfe und die Rechtfertigung des Hausbesuches. Diese Gruppe der infektiösen Erkrankungen ist in Wahrheit erst vollständig, wenn Einzelsymptome wie 4520 (Fieber ohne sonstigen Befund) und anatomisch definierte Infektionsbezeichnungen, insbesonders der Atemwege (2400 bis 2420) aber auch zahlreicher anderer Organbereiche, eingeschlossen werden. Für die gesamte Gruppe und für die getestete Einzelklassifizierung 15 ergeben sich keine signifikanten Geschlechtsunterschiede.

Neoplasmen

Code	Klassifizierung	Männer	Frauen	Summe	Promille
400	Lippenca, Zungenca	0	1	1	0,39
415	Colonca	1	1	2	0,79
420	Rectumca	0	1	1	0,39
425	Leber-Gallenca	0	1	1	0,39
430	Pankreasca	0	2	2	0,79
440	Bronchusca	2	4	6	2,36
445	Knochengeschwulst	1	0	1	0,39
505	Nierenca	1	0	1	0,39
520	Krebsschmerz, Injektion nötig	20	23	43	16,88
540	chr.lym.Leukämie	0	1	1	0,39
	Summe	25	34	59	23,16

Diese Diagnosengruppe des Code enthält 38 Positionen, von denen 10 verwendet wurden; eine davon unter Umbenennung durch den Autor: Im Original heißt sie Secondary, Primary unknown (Metastase bei unbekanntem Primärtumor). Sie wurde für die häufigste pragmatische Klassifizierung, die Indikation zur schmerzstillenden Injektion, umbenannt. Im Dienstabschnitt Tagdienst/vor Besuch sind 60% der Patienten Frauen. Trotz der höheren Absolutanzahl von Frauen in dieser Diagnosengruppe sind sie unter Bezugnahme auf die Patientenzahl des Dienstabschnittes noch immer statistisch signifikant geringer vertreten als die Männer. Dieser Unterschied wird aber bei der häufigsten Klassifizierung, 520, nicht gefunden. Nur etwa ein Viertel der Erkrankungen wird mit einer Diagnose bezeichnet, die anderen Benennungen erfolgen pragmatisch aus dem Hilfewunsch.

Die Gruppe steht an 8. Stelle der Häufigkeitsreihung in diesem Dienstabschnitt.

Endokrine und metabolische Erkrankungen

Code	Klassifizierung	Männer	Frauen	Summe	Promille
720	Diabetes mellitus	15	26	41	16,10
725	Hypoglykämie	1	6	7	2,75
770	Gichtanfall	2	1	3	0,79
	Summe	18	33	51	19,64

Die Gruppe reiht an 9. Stelle der Gruppen dieses Dienstabschnittes. Diese Diagnosengruppe des Code enthält 18 Positionen, von denen die 3 im Empfinden des Primärarztes häufigsten oder bedrohlichsten verwendet wurden. Hierher gehört auch 4805 (Hyperglykämie), als Symptom getrennt im Code geführt. Eine weitere Kategorie: Obesitas, wurde sicher nicht als relevant angesehen und trotz beträchtlicher Häufigkeit in der Wiener Bevölkerung nicht klassifiziert. Die Gesamtgruppe zeigt keinen statistisch signifikanten Unterschied zwischen den Geschlechtern. Bei Diabetes mellitus allein ist jedoch ein statistisch signifikanter Geschlechtsunterschied, mehr Frauen, nachweisbar.

Bluterkrankungen

Code	Klassifizierung	Männer	Frauen	Summe	Promille
900	Eisenmangelanämie	0	1	1	0,39

Die Diagnosengruppe, schon ausgerichtet auf primärärztliche diagnostische Situationen, umfaßt 9 Klassifizierungen, von denen dennoch nur eine benutzt wurde, vermutlich als Indikation für eine fortgesetzt notwendige Therapie. Statistische Berechnungen erübrigen sich durch die kleine Zahl.

Psychische Störungen und Erkrankungen

Code	Klassifizierung	Männer	Frauen	Summe	Promille
1000	senile Demenz	1	1	2	0,79
1015	Verwirrtheit	0	1	1	0,39
1020	Schizophrenie	0	2	2	0,79
1025	psychotische Depression	1	0	1	0,39
1035	andere nicht-organische Psychosen	1	0	1	0,39
1040	Angstanfall	1	0	1	0,39
1045	Angstzustand	3	4	7	2,75
1060	neurotische Depression	2	4	6	2,36
1065	Neurasthenie	0	2	2	0,79
1100	Alkoholismus	3	0	3	1,18
1110	Drogensucht	1	0	1	0,39
1115	akute Alkoholvergiftung	1	0	1	0,39
1155	Herzneurose	3	0	3	1,18
1200	Trauerreaktion	1	0	1	0,39
	Summe	18	14	32	12,57

Die Diagnosengruppe umfaßt 44 Positionen, von denen 14 verwendet wurden. Trotz der vielen verwendeten Begriffe ist die Gesamtsumme der Zuordnungen zu dieser Gruppe klein, was sie an 18. Stelle der Häufigkeiten reiht. Die Telephonanamnese scheint nicht der Platz für psychiatrische Diagnostik. Offenbar wird der Hilferuf in dieser ärztlichen Versorgungsform als somatisches Problem formuliert. Merkbar ärztliche Diagnosenbegriffe, wie (1020) Schizophrenie ergeben sich wahrscheinlich bei längst erfolgter Vordiagnostik. Bezeichnungen wie 4500 (Kollaps) oder 4900 (Senilität) könnten auch diese Diagnosengruppe betreffen. In den berechenbaren Zahlen findet sich kein statistisch signifikanter Geschlechtsunterschied.

Erkrankungen des Nervensystems

Code	Klassifizierung	Männer	Frauen	Summe	Promille
1305	Encephalitis	0	1	1	0,39
1315	Parkinsonkrankheit	2	2	4	1,57
1325	abnorme Bewegungen	2	3	5	1,96
1335	Multiple Sklerose	0	3	3	1,18
1370	Grand Mal Epilepsie	4	4	8	3,14
1380	Migräne	1	13	14	5,50
1410	Nervenschmerz im Thoraxbereich	3	4	7	2,75
1415	andere Erkrankungen peripherer Nerven	1	0	1	0,39
1425	Muskeldystrophie	1	0	1	0,39
	Summe	14	30	44	17,27

Die Diagnosengruppe umfaßt 25 Positionen, von denen 9 verwendet wurden. Während die Gesamtsummen der Gruppe keinen statistisch signifikanten Geschlechtsunterschied ergeben, ist die Vorangabe Migräne signifikant zugunsten der Frauen verschoben. Die Klassifizierung 4585 (Kopfschmerz) ist dagegen in signifikantem Ausmaß mehr für Männer verwendet worden. Bei Addition der Vorangaben 1380 (Migräne) und 4585 (Kopfschmerz) ergibt sich noch immer ein statistisch signifikanter Unterschied zugunsten der Frauen.

Die zweithäufigste Klassifizierung 1370 (Grand Mal Epilepsie) ist eine der klassischen notfallmedizinischen Indikationen. Das Symptom 4540 (Gangstörung, Ataxie) und 4545 (Parästhesien) gehören wahrscheinlich zu dieser Gruppe, obwohl ihnen, wie oft bei Symptomen, auch andere Entwicklungen zugedacht werden können.

Augenerkrankungen

Code	Klassifizierung	Männer	Frauen	Summe	Promille
1520	Retinopathie	0	1	1	0,39
1555	Blindheit (auch akut)	1	2	3	1,18
	Summe	1	3	4	1,57

Neben einer klassischen Notfalldiagnose des Auges, hier besser als Erblindung zu bezeichnen, erscheint nur eine vermutliche Indikation zur Dauertherapie. Von den 27 Positionen des Codes dieser Gruppe wurden nur 2 verwendet. Alle Zahlen sind ohne wesentliche statistische Relevanz und daher für wissenschaftliche Aussagen wenig geeignet. Es ergibt sich der Eindruck, daß Augenprobleme im Notdienstzeitraum anderswo versorgt oder vom Telephonarzt nicht akzeptiert werden. Da der Patient häufig unter Wahrung der Dringlichkeit transportabel ist, wäre die seltene Hausbesuchsfahrt verständlich. Die hohe prognostische Bedeutung im Einzelfall verleiht diesen Klassifizierungen dennoch Bedeutung.

Ohrenerkrankungen

Code	Klassifizierung	Männer	Frauen	Summe	Promille
1710	akute Otitis Media	2	0	2	0,79
1730	chronische Otitis media	0	1	1	0,39
1735	Vertigo, Menière Krankheit	37	96	133	52,22
1750	Tinnitus	1	0	1	0,39
1760	Ohrenschmerz	0	2	2	0,79
1780	Taubheit, Hörverlust	1	0	1	0,39
	Summe	41	99	140	54,97

Die Diagnosengruppe umfaßt 17 Positionen, von denen hier 6 verwendet wurden. Die bei weitem häufigste Klassifizierung erfolgt zu einem Symptom, dessen undifferenzierte Natur Zuordnungen zu zahlreichen Diagnosengruppen zuläßt, und das nur wegen der zweiten (weit seltener gebrauchten) Bedeutung des Code in dieser Gruppe erscheint. Damit wird die Gruppensumme wahrscheinlich ungebührlich verzerrt, was zu Lasten der Autoren des Code geht. Schwindel wird bei Frauen statistisch signifikant häufiger klassifiziert. Da die anderen Zuordnungen im Verhältnis zu diesem Symptom nicht sehr häufig sind, ergibt sich für die ganze Gruppe ein statistisch signifikanter Unterschied zugunsten der Erkrankungshäufigkeit von Frauen.

Kardiovasculäre Erkrankungen

Code	Klassifizierung	Männer	Frauen	Summe	Promille
1900	Rheumatisches Fieber	0	1	1	0,39
1910	erhöhter Blutdruck	15	29	44	17,28
1935	Hochdruckkrise	0	8	8	3,14
1940	Herzinfarkt	3	4	7	2,75
1945	Koronare Herzkrankheit	10	6	16	6,28
1950	Stenokardie, Präkordialschmerz	76	126	202	79,31
1955	Pulmonalembolie	2	1	3	1,18
1975	Cardiomyopathie	1	0	1	0,39
1980	Schenkelblock, WPW-Syndrom	1	0	1	0,39
1985	Paroxysmale Tachykardie	0	5	5	1,96
1990	Vorhofflimmern	0	1	1	0,39
1995	Extrasystolie	2	9	11	4,32

Code	Klassifizierung	Männer	Frauen	Summe	Promille
	Fortsetzung				
2005	Rechtsherzinsuffizienz	0	1	1	0,39
2010	Linksherzinsuffizienz	2	4	6	2,36
2015	Herzinsuffizienz				
	ohne nähere Angabe	5	13	18	7,07
	Summe	117	208	325	127,60

Kardiovasculäre Erkrankungen wurden im Dienstabschnitt Tag/ vor Besuch als zweithäufigste Gruppe klassifiziert. Die Diagnosengruppe umfaßt 25 Positionen, von denen 15 verwendet wurden. Zwischen Männern und Frauen fand sich für die Gesamtgruppe kein statistisch signifikanter Unterschied. In keiner Untergruppe oder Kombination getesteter Einzelklassifizierungen war dies anders. Die häufigst verwendeten Diagnosenbegriffe waren solche, die der Laiensprache nahestehen oder die eine undifferenzierte Situation des diagnostischen Prozesses umschreiben helfen.

So ist auch 1950 in diesem Stadium des diagnostischen Prozesses eher in der Bedeutung *Schmerzen oder Mißempfindungen im Brustkorb, bei denen eine Herzerkrankung nicht ausgeschlossen werden kann oder sogar naheliegt* zu verstehen. Im Gegensatz dazu ist 4640 der thoracale Schmerz mit wahrscheinlichem Bezug zur Pleura oder den Atmungsorganen. Die genannte breite Interpretation für 1950 gilt sicher nicht mehr nach der ärztlichen Beurteilung durch Besuch.

Cerebrovasculäre Erkrankungen

Code	Klassifizierung	Männer	Frauen	Summe	Promille
2105	Cerebraler Insult	19	33	52	20.42
2110	TIA	1	3	4	1,57
2115	chronische cerebrale				
	Insuffizienz	6	7	13	5,10
	Summe	26	43	69	27,09

Die Diagnosengruppe umfaßt nur 4 Positionen, von denen 3 verwendet wurden. Sie wird an siebenter Stelle aller Gruppen dieses Dienstes gefunden. In der Gruppe findet sich ein statistisch signifikanter Unterschied zugunsten der Männer, der erst aus der Addition aller Klassifizierungen hervorgeht. Die Einzeldiagnose 2105 ergibt noch keinen Unterschied. Wieweit durch unregelmäßige Verwendung verschiedener Begriffe Querverbindungen von 2115 (chronische cerebrale Insuffizienz) zu 1000 (senile Demenz) und – in anderen Diensten – zu 2220 (Arteriosklerose) und 4900 (Senilität) bestehen, ist wegen der geringen Anzahlen unwesentlich.

Peripher-vasculäre Erkrankungen

Code	Klassifizierung	Männer	Frauen	Summe	Promille
2225	Arter. Verschluß, Stenose	2	0	2	0,79
2245	oberflächliche Phlebitis	3	6	9	3,53
2250	tiefe (Thrombo-) Phlebitis	2	4	6	2,36
	Summe	7	10	17	6,68

Die Diagnosengruppe enthält 23 Positionen, von denen in diesem Dienstabschnitt nur 3 verwendet wurden. Ein signifikanter Geschlechtsunterschied hat sich im Test nicht ergeben. Häufig wäre das Symptom 4080 (Beinschmerz) hier zuzuordnen.

Erkrankungen der Atemwege

Code	Klassifizierung	Männer	Frauen	Summe	Promille
2400	ob. Atemwegsinfekt, Pharyngitis	9	19	28	10,99
2405	akute Sinusitis	1	1	2	0,79
2410	akute Tonsillitis	9	12	21	8,24
2415	Laryngitis, Epiglottitis	1	2	3	1,18
2420	akute Bronchitis	9	10	19	7,46
2475	Pneumonie	9	18	27	10,60
2480	grippaler Infekt	9	12	21	8,24
2495	Emphysem	1	0	1	0,39
2500	Bronchialasthma	47	46	93	36,51
2510	exogen-allerg. Alveolitis	0	1	1	0,39
2520	Pleuritis	0	3	3	1,18
2530	Pneumothorax	2	0	2	0,79
	Summe	97	124	221	86,76

Die Diagnosengruppe enthält 29 Positionen, von denen 12 verwendet wurden. Sie nimmt den dritten Rang unter allen Gruppen in diesem Dienstabschnitt ein. Die anatomisch, nicht ätiologisch, orientierte Zuordnung zu dieser diagnostischen Gruppe hat den Vorteil, rascher, für den Alltagsgebrauch geläufiger Begriffe, zu deren Bestätigung nur die Inspektion des Patienten nötig ist. Die anatomische Nachbarschaft der erkrankten Gebilde führt aber stets zu Überlappungen, die den Diagnosenbegriff sprengen. Meist sind mehrere der hier säuberlich getrennten Gebilde in Kombination erkrankt. In der Alltagsarbeit wird dann das schwerst erkrankte Gebiet klassifiziert. Die Gesamtsummen der Gruppe, sowie die Klassifizierung 2400 und die Summe von 2400 und 2480 zeigen keinen signifikanten Geschlechtsunterschied. Bei 2410 (akute Tonsillitis) und bei 2500 (Bronchialsthma) überwiegen die männlichen Patienten. Die Unterschiede bei 2420 (akute Bronchitis) und bei 2475 (Pneumonie) sind nicht signifikant. Zu beachten ist die Klassifizierung Pneumothorax, als Ausdruck des seltenen aber hochrelevanten Notfalls.

Erkrankungen des Verdauungssystems

Code	Klassifizierung	Männer	Frauen	Summe	Promille
2615	Zahnerkrankung	0	1	1	0,39
2630	Stomatitis	1	2	3	1,18
2635	Mundaphthen	1	1	2	0,79
2675	Magengeschwür	1	0	1	0,39
2685	Duodenalgeschwür	2	0	2	0,79
2700	Gastritis	7	14	21	8,24
2705	Dyspepsie	3	2	5	1,96
2715	Appendicitis	1	5	6	2,36
2735	Hernie	1	3	4	1,57
2755	Ileus	3	2	5	1,96
2765	Obstipation	5	3	8	3,14
2770	Diarrhoe (ohne Erbrechen)	5	5	10	3,93
2780	Proctitis, Proctalgie	1	0	1	0,39
2810	Lebercirrhose, chron. Hepatitis	3	0	3	1,18
2815	Gallenstein	1	1	2	0,79
2820	akute Cholecystitis	0	1	1	0,39
2825	akute Pankreatitis	0	2	2	0,79
2830	Haematemesis, Melaena	4	4	8	3,14
	Summe	39	46	85	33,38

Diese Gruppe liegt an sechster Stelle der Gruppen in diesem Dienst. Sie umfaßt 49 Positionen. 18 davon sind verwendet worden, die meisten mit geringer Anzahl. Auch klassische, freilich seltene, Notfalldiagnosen sind nicht erfolgt. Es liegt nahe, ihre Vorform in den Einzelsymptomen 4700 (Bauchkolik, Gallenkolik) oder bei 4655 (Übelkeit) zu suchen, das letzte eher mehrdeutig als das erste. Andere Symptome mit Bezug: 15 (Durchfall und Erbrechen) 4560 (Ikterus) 4565 (Anorexie) 4645 (Schluckauf) 4670 (Kotimpaktion), oft mit der Möglichkeit des Bezugs auch zu anderen Organsystemen. Die Gesamtgruppe zeigt keine statistisch signifikante Verteilung zugunsten der Erkrankung eines Geschlechts. 2700 (Gastritis) ergibt hier keinen signifikanten Unterschied. Addiert man 2700 und 2705 (Dyspepsie) so ergibt sich ein signifikanter Unterschied für ein Überwiegen der Frauen.

Erkrankungen des Urogenitalsystems, Gravidität

Code	Klassifizierung	Männer	Frauen	Summe	Promille
2910	akute Pyelitis	1	4	5	1,96
2935	Harnwegsinfekt	0	6	6	2,36
2950	Haematurie	1	0	1	0,39
2980	Orchitis	3	0	3	1,18
3035	Adnexitis	0	1	1	0,39
3085	vaginaler Fluor	0	1	1	0,39
3100	Dysmenorrhoe	0	2	2	0,79
3135	abnorme uterine Blutung	0	1	1	0,39
3310	Abortus	0	1	1	0,39
3360	Komplikationen der Gravidität	0	1	1	0,39
	Summe	5	17	22	8,63

Von 75 Positionen, die zur Klassifizierung in dieser Gruppe zur Verfügung standen, wurden 10 verwendet. Die Gruppe findet sich an 24. Stelle in der Reihung aller Gruppen dieses Dienstabschnittes. Ein – naturgemäß – aus der Sicht der Klassifizierung – wesentlicher Anteil erkrankter Frauen bringt dennoch keinen statistisch signifikanten Unterschied im Vergleich zu den Männern in der Gesamtgruppe. Es kann nicht beurteilt werden, wie sicher die Unterscheidung von 2910 (akute Pyelitis) und 2935 (Harnwegsinfekt) am Telephon gelingt. Die meisten anderen Zuordnungen sind als schmerzhafte Geschehnisse Notdienstdiagnosen mit vielleicht mehr Interventionsauftrag als Diagnosensicherheit.

Hauterkrankungen

Code	Klassifizierung	Männer	Frauen	Summe	Promille
3615	Abszess	1	0	1	0,39
3775	Urticaria	1	1	2	0,79
	Summe	2	1	3	1,18

Von 39 Positionen in dieser Diagnosengruppe wurden 2 verwendet. Ihre Dringlichkeit ist verständlich. Auf dieser Ebene der Datenerhebung ist eine statistische Testung nicht durchführbar. Hautdiagnosen sind selten Notdienstdiagnosen.

Erkrankungen des Bewegungsapparates

Code	Klassifizierung	Männer	Frauen	Summe	Promille
3905	chronische Polyarthritis	0	2	2	0,79
3910	Polyarthropathie, *alles tut weh*	6	12	18	7,07
3940	Gonarthrose	0	2	2	0,79
3975	Gelenksschwellung	0	1	1	0,39
3980	Coxalgie	7	11	18	7,07
3990	cervicale Spondylose	0	3	3	1,18
4005	lumbaler Discusprolaps	3	0	3	1,18
4010	Torticollis	3	2	5	1,96
4015	Ischias	38	50	88	34,55
4020	Kreuzschmerz	16	28	44	17,28
4030	Schulter-Arm-Syndrom	1	6	7	2,75
4080	Beinschmerzen	13	14	27	10,60
	Summe	87	131	218	85,61

Die Diagnosengruppe liegt an vierter Stelle der Gruppen dieses Dienstabschnittes. Von 49 verfügbaren Positionen wurden für die Telephonanamnese 12 verwendet. Die Zuordnung *alles tut weh* hat den Code 3910 vollständig okkupiert, vielleicht unter Mißbrauch seiner ersten Bedeutung. Diese Formulierung von Beschwerden ist, weil keiner Krankheit direkt zugehörig, kein anerkanntes Symptom, aber ein zu Recht häufig verwendeter pragmatischer Ausdruck für Leidensdruck. Bei 4020 (Kreuzschmerz) ergibt sich ein statistisch signifikantes überwiegen der Frauen. Der Test ergibt keinen signifikanten Geschlechtsunterschied bei 4015 (Ischias) oder bei 4080 (Beinschmerzen), sicherlich einem mehrdeutigen Symptom.

Einzelsymptome und schlecht definierbare Beschwerden

Code	Klassifizierung	Männer	Frauen	Summe	Promille
4500	Kollaps	35	86	121	47,51
4505	Schüttelfrost	4	5	9	3,53
4510	Schwindel,Benommenheit	2	4	6	2,36
4515	Schlaflosigkeit	1	0	1	0,39
4520	Fieber ohne sonst. Befund	121	152	273	107,18
4525	Schwäche	17	27	44	17,28
4540	Gangstörung, Ataxie	11	14	25	9,82
4545	Parästhesien	0	3	3	1,18
4550	unspezifischer Ausschlag	8	11	19	7,46
4555	Ödeme	5	4	9	3,53
4560	Ikterus	1	2	3	1,18
4565	Anorexie	1	1	2	0,79
4575	Ernährungsproblem	1	0	1	0,39
4585	Kopfschmerz	11	14	25	9,82
4590	Sprachstörung	7	2	9	3,53
4600	Herzklopfen	7	9	16	6,28
4620	Dyspnoe	80	92	172	67,53
4625	Stridor	0	1	1	0,39
4630	Husten	12	16	28	10,99
4635	Hämoptyse	1	5	6	2,36
4640	Schmerzen im Brustkorb	8	16	24	9,42
4645	Schluckauf	1	0	1	0,39
4655	Übelkeit	34	74	109	42,80
4670	Kotimpaktion	0	1	1	0,39
4675	Nierenkolik	22	34	56	21,99
4680	Dysurie	1	2	3	1,18
4685	Harnverhaltung	6	2	8	3,14
4690	Harninkontinenz	0	1	1	0,39
4700	Bauchkolik,Gallenkolik	63	107	170	67,14
4720	Tetanie	3	0	3	1,18
4805	Hyperglykämie	0	1	1	0,39
	Summe	463	687	1150	451,81

Diese Gruppe ist am weitaus häufigsten in den Gruppen dieses Dienstabschnittes verwendet worden. Bei Hinzuzählung aller Symptome, die im Code bei sonstigen Organbereichen stehen, wird man gewiß eine Hälfte der Zuordnungen vor Besuch – und nach Telephonanamnese – dem Symptombereich zuzählen können. Die Gruppe enthält 44 Positionen, von denen 30 verwendet wurden, einige in beträchtlichem Ausmaß: 4520 (Fieber ohne sonstigen Befund) ist zu 107 Promille vertreten, gefolgt von 4700 (Bauchkolik, Gallenkolik) und 4500 (Kollaps) sowie 4655 (Übelkeit). Die Logik der Zuordnung solcher Symptome nach Beschluß der Autoren des Code zu dieser sogenannt undifferenzierten Gruppe oder den Organgruppen ist dem Autor nicht restlos verständlich, der hier wie dort unspezifische,

organübergreifende Ersthinweise und organspezifische Symptome findet.Die (Un)
Ordnung dürfte daher historisch aus dem Wachstum des Code zu begründen
sein.

Die Gesamtgruppe zeigt in diesem Dienstabschnitt keine statistisch signifikanten Geschlechtsunterschiede. Bei 4500 (Kollaps) und bei 4675 (Nierenkolik)
überwiegen statistisch signifikant die Frauen. Bei 4520, 4620 und 4655 sowie 4700
ergab sich im Test kein Geschlechtsunterschied.

Trauma

Code	Klassifizierung	Männer	Frauen	Summe	Promille
5010	Querschnittlähmung	1	0	1	0,39
5015	Rippenbruch	1	0	1	0,39
5020	Beckenbruch	0	1	1	0,39
5110	Verletzung Gesicht	1	0	1	0,39
5125	Kniezerrung	0	1	1	0,39
5140	Hüftprellung	1	0	1	0,39
5155	andere Traumen ohne Fraktur	1	0	1	0,39
5160	Schädelprellung	2	0	2	0,79
5170	Rißquetschwunde, Tierbiß	1	0	1	0,39
5190	Insektenbiß,-stich	0	1	1	0,39
5200	Hämatom,Abschürfung	1	0	1	0,39
5260	Allergische Reaktion	2	2	4	1,57
5265	Medikamenten--überempfindlichkeit	0	1	1	0,39
5295	Vergiftung (nicht medikamentös)	1	1	2	0,79
5310	häuslicher Unfall	2	0	2	0,79
5335	Selbstmord	0	1	1	0,39
	Summe	14	8	22	8,62

Die Diagnosengruppe umfaßt 71 Positionen, von denen 16 verwendet wurden.
Die große Vielfalt führt aber zu keiner großen Anzahl: Die Gruppe steht an zwan-
zigster Stelle innerhalb des Dienstabschnittes. Es liegt nahe, daß dringlichere
Traumen dem Rettungsdienst angeboten wurden, der aus Tradition und Namensgebung diese Intervention nahelegt. Das Überwiegen der Männer ist statistisch
signifikant. 5010 (Querschnittlähmung) läßt ein Betreuungsproblem bei längst
verstrichenem Unfall vermuten. Als Klassifizierung für undefinierte Hilferufe waren 5155 und 5310 verwendbar.

Patienten im Risiko

Code	Klassifizierung	Männer	Frauen	Summe	Promille
5515	Antikoagulantientherapie	1	0	1	0,39
5625	Typhusverdacht	0	1	1	0,39
	Summe	1	1	2	0,78

Medikamentenallergie

Code	Klassifizierung	Männer	Frauen	Summe	Promille
5930	Analgetikaallergie,anamn.	0	1	1	0,39

Die beiden Rubriken wurden auch vom Autor des Code als Mischrubriken errichtet. Wegen der geringen Anzahl der enthaltenen Klassifizierungen ist dies zu verzeihen.

Soziale und Familienprobleme

Code	Klassifizierung	Männer	Frauen	Summe	Promille
6955	emotionelles Problem	1	0	1	0,39

Lebensereignisse

Code	Klassifizierung	Männer	Frauen	Summe	Promille
7150	Erkrankung in der Schwangerschaft	0	2	2	0,79
8480	plötzlicher Tod	1	3	4	1,57
	Summe	1	5	6	2,36

Einer der Schwerpunkte hausärztlicher Betreuungarbeit in der Stadt liegt in Bereichen, die dieser und der psychotherapeutisch-psychiatrischen Diagnosengruppe zugehören. Als Motivation, eine Versorgungsform größerer Dringlichkeit zum Hausbesuch zu bestellen, sind diese Beschwerden in unserer medizinischen Kultur nicht üblich. Ihre Häufigkeiten liegen am Ende der Liste.

Operationen und deren Folgen oder Indikationen

Code	Klassifizierung	Männer	Frauen	Summe	Promille
7735	Z.n. coronarem Bypass	1	0	1	0,39
7740	Z.n. Herzklappenop	0	1	1	0,39
7745	Schrittmacher	2	2	4	1,57
7805	akutes Abdomen	2	1	3	1,18
7855	Colostomie	1	0	1	0,39
8030	Z.n. Tubenligatur	0	1	1	0,39
8190	Z.n Fußamputation	1	0	1	0,39
8280	Dauerkatheter	11	6	17	6,67
	Summe	18	11	29	12,77

Aus dem überaus umfangreichen Register spezifischer Operationen und Operationsmethoden mit 164 Positionen wurden 7 zur Bezeichnung von Zuständen nach der Intervention benutzt, die im Notdienst als Betreuungsprobleme erschienen. Männer sind statistisch signifikant häufiger vertreten, jedoch nicht bei 8280 (Dauerkatheter), wo kein Unterschied der Geschlechter errechnet werden kann.

6.2.2 Zusammenfassung der Ergebnisse dieses Dienstabschnittes

Die für diagnostische Zuordnungen verwendeten Begriffe sind deutlich am Erleben oder am Informationsstand der Patienten orientiert: Höchst selten kommen Zuordnungen in der Telephonanamnese vor, die nicht in Laiensprache formulierbar wären. Am häufigsten, fast in der Hälfte aller diagnostischen Aufzeichnungen, erfolgen vor Besuch – und nach Telephonanamnese – Zuordnungen zu Symptomen. Von den großen Gruppen organbezogener Diagnosen stehen die kardiovasculären an zweiter Stelle. Der Einfluß der Beurteilung durch die Patienten führt auch zu bevorzugt anatomischen, anstelle von ätiologischen Diagnosenbegriffen, so bei den an dritter Stelle gereihten Erkrankungen der Atemwege, die eher genannt werden als die ätiologische Benennungsgruppe der infektiösen Erkrankungen.

Selten wird der volle Rahmen aller Positionen des Code für eine Diagnosengruppe oder einen ärztlichen Handlungsbereich (Vorsorge, Operationen) auch nur annähernd erreicht, doch gibt es auffällige Schwerpunkte bei den genannten, in der Bevölkerung durchaus häufigen Erkrankungen. Die Ergebnisse zeigen

- daß der Notdienst mit ausgewählten Patienten und Erkrankungen tätig wird und daß er ausgewählte ärztliche Handlungen als seine Aufgabe festsetzt. Er hat damit spezialistische Aufgaben, obwohl er Primärversorger ist. Er wird bei ausgewählten, aber durchaus häufigen Gesundheitsstörungen tätig.

- daß der Notdienst sehr nah an der natürlichen Morbidität der Bevölkerung agiert, wenn auch nur in Anteilen, und

- daß die seltenen *Facharztkrankheiten* unter den genannten Umständen der Erstbeurteilung durch Laien und Telephonarzt nicht zur Aufzeichnung gelangen: weil sie in der Frühform oder wegen ihres seltenen Auftretens durch Laien und am Telephon nicht zu erfassen sind.

Zum Abschluß noch eine Frage nach dem *Wert des verwendeten Forschungsinstruments:*

Die Verwendung dieses Code scheint in den meisten Fällen die Umsetzung der Ergebnisse in höhere Abstraktionen nicht gestört zu haben: Allerdings hat die Position Vertigo als undifferenziertes Symptom zu Unrecht die *Erkrankungen des Ohres* vermehrt. Die historisch begründete Aufteilung undifferenzierter Symptome, nach Organbereichen und nach einer zusätzlichen Gruppe undifferenzierter Symptome, hat nicht wesentlich gestört, ist aber der Zusammenfassung der Ergebnisse nicht förderlich gewesen.

Die Darstellung nach Diagnosengruppen hat eine Übersicht der absoluten und relativen Häufigkeiten diagnostischer Vorangaben am Telephon ergeben. Stellt ein Leser jedoch die Frage, welche Gesundheitsstörungen insgesamt in diesem Dienstabschnitt am häufigsten zu finden sind, so wird die Antwort aus dieser Darstellungsform nicht leicht zu ersehen sein. Es folgt daher eine andere Darstellungsform mit Häufigkeitsreihung ohne Rücksicht auf die Diagnosengruppen:

6.2.3 Häufigkeitsreihung vor Arztbesuch bei Tag

Häufigkeitsreihung der diagnostischen Zuordnungen vor Besuch mit einer Häufigkeit über 1

Code	Klassifizierung	Häufikeit
4520	Fieber ohne sonst. Befund	273
1950	Stenokardie (Präkordialschmerz)	202
4620	Dyspnoe	172
4700	Bauchkolik, Gallenkolik	171
1735	Vertigo, Menière Krankheit	133
4500	Kollaps	121
4655	Übelkeit	109
2500	Asthma bronchiale	93
4015	Ischias	88
4675	Nierenkolik	56
2105	Cerebraler Insult	52
1910	erhöhter Blutdruck	44
4020	Kreuzschmerz	44

Code	Klassifizierung	Häufikeit
4525	Schwäche	44
520	Krebsschmerz, Injektion nötig	43
720	Diabetes mellitus	41
15	Durchfall und Erbrechen	29
2400	oberer Atemwegsinfekt, Pharyngitis	28
4630	Husten	28
2475	Pneumonie	27
4080	Beinschmerzen	27
4540	Gangstörung, Ataxie	25
4585	Kopfschmerz	25
4640	Schmerzen im Brustkorb	24
2410	akute Tonsillitis	21
2480	grippaler Infekt	21
2700	Gastritis	21
2420	akute Bronchitis	19
4550	unspezifischer Ausschlag	19
2015	Herzinsuffizienz ohne nähere Angabe	18
3910	Polyarthropathie, *alles tut weh*	18
3980	Coxalgie	18
8280	Dauerkatheter	17
1945	Koronare Herzkrankheit	16
4600	Herzklopfen	16
1380	Migräne	14
2115	chronische cerebrale Insuffizienz	13
1995	Extrasystolie	11
2770	Diarrhoe (ohne Erbrechen)	10
2245	oberflächliche Phlebitis	9
4505	Schüttelfrost	9
4555	Ödeme	9
4590	Sprachstörung	9
1370	Grand Mal Epilepsie	8
1935	Hochdruckkrise	8
2765	Magengeschwür	8
2830	Haematemesis, Melaena	8
4685	Harnverhaltung	8
725	Hypoglykämie	7
1045	Angstanfall	7

Code	Klassifizierung	Häufikeit
1410	Nervenschmerz im Thoraxbereich	7
1940	Herzinfarkt	7
4030	Schulter- Arm- Syndrom	7
440	Bronchusca	6
1060	neurotische Depression	6
2010	Linksherzinsuffizienz	6
2250	tiefe (Thrombo-) Phlebitis	6
2715	Appendicitis	6
2935	Harnwegsinfekt	6
4510	Schwindel, Benommenheit	6
4635	Hämoptyse	6
1325	abnorme Bewegungen	5
1985	Paroxysmale Tachykardie	5
2705	Dyspepsie	5
2755	Ileus	5
2910	akute Pyelitis	5
4010	Torticollis	5
1315	Parkinsonkrankheit	4
2110	TIA	4
2735	Hernie	4
5260	Allergische Reaktion	4
7745	Schrittmacher	4
8480	plötzlicher Tod	4
50	Erysipel	3
55	Meningitis	3
90	Zoster	3
1100	Alkoholismus	3
1155	Herzneurose	3
1335	Multiple Sklerose	3
1555	Blindheit (auch akut)	3
1955	Pulmonalembolie	3
2415	Laryngitis,Epiglottitis	3
2520	Pleuritis	3
2630	Stomatitis	3
2810	Lebercirrhose, chron. Hepatitis	3
2980	Orchitis	3
3990	cervicale Spondylose	3
4005	lumbaler Discusprolaps	3
4545	Parästhesien	3
4560	Ikterus	3

Code	Klassifizierung	Häufikeit
4680	Dysurie	3
4720	Dyspnoe	3
7805	akutes Abdomen	3
45	Scharlach	2
415	Colonca	2
430	Pankreasca	2
770	Gichtanfall	2
1000	senile Demenz	2
1020	Schizophrenie	2
1065	Neurasthenie	2
1760	Ohrenschmerz	2
2225	Arterieller Verschluß oder Stenose	2
2405	akute Sinusitis	2
2530	Pneumothorax	2
2635	Mundaphthen	2
2685	Duodenalgeschwür	2
2815	Gallenstein	2
2825	akute Pankreatitis	2
3100	Dysmenorrhoe	2
3775	Urticaria	2
3905	chronische Polyarthritis	2
3940	Gonarthrose	2
4565	Anorexie	2
5160	Schädelprellung	2
5295	Vergiftung (nicht medikamentös)	2
5310	häuslicher Unfall	2
7150	Erkrankungen i.d. Schwangerschaft	2
	Gesamtsumme	2545

Diese Form der Darstellung zeigt deutlich die Häufigkeit bloßer Symptome und Symptomgruppen in der Beschreibung von Gesundheitsstörungen nach Telephondiagnostik. Die häufigste Vorangabe überhaupt, Fieber ohne sonstigen Befund, gilt als eine klassische Erstbeurteilung, die der vertieften Diagnostik durch ärztliche Nachschau und durch Verlaufsbeobachtung bedarf. Auch der Präkordialschmerz ist ein solches vieldeutiges Symptom, bei dem die echte Stenokardie selten auf Anhieb von den anderen diagnostischen Inhalten abzutrennen ist. Dyspnoe, Atemnot, hat so viele differentialdiagnostische Folgerungen, daß der Wunsch nach weiterer Diagnostik durch Besuch begründet erscheint.

Erst an 8., 15. und 16. Stelle dieser Reihung erscheinen diagnostische Zuordnungen vom Rang einer Diagnose (Bronchialasthma, Krebsschmerz, Diabetes mellitus).

Sie können nur nach früherer ärztlicher Vorarbeit vom Patienten formuliert werden. Da das Problem vertiefter Diagnostik bei dieser Vorangabe nicht im Zentrum des Besuchswunsches stehen kann, dürfen die genannten Erkrankungen mit Recht als die häufigsten Betreuungsprobleme des Notdienstes angesprochen werden.

Hier ist erstmals Gelegenheit, diese Aussagen als Produkte systemangepaßt günstiger Arbeit des Telephonarztes aufzufassen: Seine Arbeitsweise, meist durch längerfristige Tätigkeit in seiner Funktion geprägt, sollte als pragmatisch richtig oder bestmöglich wirkungsvoll aufgefaßt werden dürfen. Sie kann uns Hinweise zur besseren Gestaltung unserer Alltagspraxis geben. Wir erwarten selbst in kritisierbaren Aspekten seiner Tätigkeit eine Bereicherung unserer Übersicht für die selteneren, aber oft gleichartigen Bemühungen, die uns in der Alltagsarbeit begegnen.

Der Telephonarzt hat, wie wir in der täglichen Praxis, und wie gelegentlich noch unsere Hilfskräfte am Telephon, eine diagnostische, weit mehr noch eine prognostische Erstbeurteilung der vom Patienten angebotenen Beschwerde zu erstellen. Ist die Prognostik mißlungen, wird allemal mehr Schaden an menschlichen Werten und Rechtsgütern zu erwarten sein, als bei mißlungener Klassifizierung oder Diagnose: Zu Unrecht dringliche Visiten stören den geregelten Ablauf der Hausbesuchstätigkeit, zu Unrecht verspätete Visiten können die ärztlichen Interventionmöglichkeiten bis zur lebensgefährlichen und daher einklagbaren Verspätung verringern. Die Reaktion des Telephonarztes auf diese Forderungen des Systems besteht in Festlegung auf gut sicherbare Fixpunkte der Diagnostik, denen insgesamt ein hoher Grad prognostischer Aussagekraft zugeschrieben werden kann: Jeder, selbst der Laie, weiß, daß Präkordialschmerzen bedrohlich sein können, dies ist ja der Grund, warum der Telephonarzt von den Patienten befragt wird.

Soweit in diesem Stadium der Erkenntnis absehbar, ist der Telephonarzt bemüht, seine rechtlich schwierige Situation durch großzügigen Einsatz von Visiten bei prognostisch unsicheren Symptomen zu stärken. Diese Unsicherheit dokumentiert er auch durch Niederschrift der Beschwerde des Patienten in Begriffen undifferenzierter Symptome. Er drückt aber seine Vorangaben in dieser Studie so merklich in diagnostischen Halbfabrikaten aus, daß dahinter auch eine planende Absicht vermutet werden muß: Die Rechtsunsicherheit ihrer Tätigkeit muß die Telephonärzte zu dem Schluß geführt haben, daß es besser ist, kurz zu befragen und mehr Hausbesuche zu veranlassen, statt durch eine umfangreiche Telephondiagnostik eine Reduktion der Visiten bei steigendem Risiko der echten Fehldiagnose einzugehen:

In der Telephondiagnostik ist das Erreichen eines der prognostisch relevanten, aber diagnostisch unsicheren Symptome der Anlaß, den Hausbesuch zu veranlassen.

6.3 Diagnostische Zuordnungen nach Arztbesuch bei Tag

6.3.1 Einleitung

Während die Ergebnisse der Telephondiagnostik darstellen, welche Krankheitsformen und Symptome der Notdienst zu behandeln beabsichtigt, sollte eine Untersuchung der Ergebnisse nach Besuch klären helfen, welche medizinisch beschreibbaren Umstände wirklich besucht werden. Es mag sein, daß die Beschreibung des Hilferufes in medizinischen Diagnosebegriffen die wahre Natur des Hilferufes nicht trifft. Für unsere Untersuchung und deren sachlich belegbare Wurzeln sind diese Daten der einzige Weg, den Notdienst zu beschreiben. Freilich mögen kritische Ökologen ebenso wie Psychotherapeuten der Balint-Schule gleichermaßen eine Verbesserung der Hausbesuchstätigkeit durch Fahndung nach der motivierenden Angst oder der motivierenden Umweltsituation erhoffen. Das heutige Modell ärztlicher Hilfe verlangt aber noch immer einer Veranlassung durch eine medizinische Bezeichnung in Krankheitsbegriffen. Mit diesen Bezeichnungen, die nach Visite und ärztlicher Beurteilung vom Notdienstarzt niedergeschrieben werden, haben wir in der folgenden fällestatistischen Darstellung zu tun.

Wir können erwarten, daß diese Klassifizierungen das Produkt intensiver ärztlicher Bemühung eines in der Regel mit dem Patienten unvertrauten Arztes sind. Sofern überhaupt ein diagnostisches und nicht ein Betreuungsproblem (etwa bei langfristig Krebskranken) vorliegt, wird das dokumentierte diagnostische Repertoire Aussagen über die Effizienz einer solchen Hausbesuchsform zulassen: in Graden erreichter Sicherheit oder verminderter Unsicherheit. Diese Aussage wird noch deutlicher werden, wenn Vergleiche zwischen dem diagnostischen Stand vor und nach der Visite angestellt werden können.

Kommt es zu merklichen und im statistischen Verfahren signifikanten Veränderungen in der Reihenfolge oder Häufigkeit der diagnostischen Zuordnungen, so ist ein Fortgang der Diagnostik anzunehmen. Dieser ist, besonders bei Verminderung der Symptomklassifizierungen, als Zeichen der Entwicklung aus einem undifferenzierten Symptom aufzufassen; bei Umstellung häufig verwendeter Diagnosenbegriffe als Zeichen ungenauer telephonärztlicher Klassifizierung.

Es ist anzunehmen, daß Unsicherheit über das diagnostisch Erreichte sich in Spitalseinweisungen oder verschiedenen anderen Ratschlägen zur Nachsorge ausdrückt, die in dieser Untersuchung nicht belegt sind. Da wir in dieser Studie keine Angaben haben, wann ein Patient an das Spital als Institution vertiefter Diagnostik und intensiverer Therapie abgegeben wurde, ist auch keine indirekte Aussage zur Gewißheit des hausbesuchenden Arztes über seine Klassifizierungen möglich.

6.3.2 Gruppensummen der diagnostischen Ergebnisse

Promille der Häufigkeiten und Reihung der Gruppen innerhalb des Dienstes

Name der Diagnosengruppen	TAG vor ‰	TAG vor Rang	TAG nach ‰	TAG nach Rang	NACHT vor ‰	NACHT vor Rang	NACHT nach ‰	NACHT nach Rang
Infektiöse und parasit. Erkrankungen	16	11	55	6	26	9	58	6
Neoplasmen	23	8	26	11	30	8	33	9
endokrine und metab. Erkrankungen	19	9	24	12	24	10	17	18
Bluterkrankungen	0,5	26	1,5	18	0	0	2	19
psychische Störungen und Erkrankungen	12	18	33	8	12	15	48	7
Erkrankungen des Nervensystems	17	10	21	14	17	12	40	8
Augenerkrankungen	1,5	23	1	19	2	18	1	20
Ohrenerkrankungen	55	5	19	15	20	11	13	15
Kardiovasculäre Erkrankungen	127	2	177	2	147	2	162	3
Cerebrovasculäre Erkrankungen	27	7	51	7	16	13	25	12
Peripher-vasculäre Erkrankungen	6	21	27	10	6	16	7	17
Erkrankungen der Atemw.	86	3	189	1	111	3	198	1
Erkrankungen des Verdauungssystems	33	6	61	5	35	6	72	4
Erkrankungen des Urogenitalsystems, Gravidität	1	24	1,5	18	13	14	10	16
Hauterkrankungen	1	24	1,5	18	4	17	29	10
Erkrankungen des Bewegungsapparates	85	4	110	3	62	4	62	5
Einzelsymptome und schlecht definierte Beschwerden	451	1	106	4	421	1	170	2
Trauma	8	20	23	13	39	5	13	14
Patienten im Risiko	1	25	1,5	18	0	0	0	
soz. und Familienprob.	0,5	26	0		0	0	0	
Medikamentenallergie	0,5	26	1	19	0,5	20	1	20
Lebensereignisse	2	22	8	17	1,5	19	3	18
Operationen und deren Folgen o. Indikationen	12	17	13	16	32	7	27	11

Die Promillezahlen sind grundsätzlich auf ganze Stellen gekürzt, jedoch unter 2,0 auf Intervalle von 0,5 gerundet. Ein Rang kann bei gleicher Promillezahl mehrmals vergeben werden.

6.3.3 Die diagnostischen Zuordnungen

Codierung, Häufigkeiten, Geschlechterverteilung und Promille der Summen als Anteil aller diagnostischen Zuordnungen

Code	Klassifizierung	Männer	Frauen	Summe	Promille
	Gesamtsumme	499	780	1279	
	rechnerische Summe				986,17

Infektiöse und parasitäre Erkrankungen

Code	Klassifizierung	Männer	Frauen	Summe	Promille
15	Durchfall und Erbrechen	15	24	39	30,88
20	Tuberkulose	1	0	1	0,79
45	Scharlach	2	1	3	2,38
50	Erysipel	2	1	3	2,38
60	andere bakt. Infektionen	1	0	1	0,79
80	post-herpetische Neuralgie	1	0	1	0,79
90	Zoster	1	3	4	3,17
105	Masern	1	1	2	1,58
110	Röteln	0	2	2	1,58
150	Coxsackie-Virus-Erkrankung	0	1	1	0,79
155	Mononucleose	1	0	1	0,79
180	andere Virusinfekte	5	6	11	8,71
195	Syphilis	0	1	1	0,79
	Summe	30	40	70	55,42

Die Diagnosengruppe enthält 55 Positionen, von denen hier 13 verwendet wurden, vor Besuch 8. Die Häufigkeit der Gesamtgruppe reiht sie an die sechste Stelle aller Gruppen dieses Dienstabschnittes. Nach ärztlicher Beurteilung beim Besuch sind neue diagnostische Zuordnungen erschienen: 20 (Tuberkulose), 80 (post-herpetische Neuralgie) 110 (Röteln) 150 (Coxsackie-Virus- Erkrankung), 155 (Mononucleose) und 195 (Syphilis). Diese müssen nicht aus der Telephonanamnese gerade dieser Gruppe entwickelt sein, sind aber gewiß ein Zeichen der Verbesserung der diagnostischen Aussagen durch den Besuch. Bei *Syphilis* ergibt sich die Überlegung, daß der Hausbesuch auch erstmals im gesamten Prozeß ärztlicher Notdiensthilfe vermehrte Ehrlichkeit des Patienten provozieren kann, während der Telephonarzt bei einem noch immer tabuierten Thema nur eine annähernde Mitteilung erwarten darf.

Bei Berechnung der Gesamtgruppe gibt es keinen statistisch signifikanten Unterschied in den Häufigkeiten für Männer und Frauen. Frauen überwiegen aber statistisch signifikant bei 15 (Durchfall und Erbrechen). Dieser Unterschied bleibt bei Hinzunahme von 2770 (Diarrhoe) erhalten. Gesamtsumme (absolute Zahl) und Promilleanteil dieser Diagnosengruppe sind höher als vor Besuch und dies ist durch statistische Signifikanz belegbar. Signifikant erhöht ist auch die Anzahl diagnostischer Zuordnungen bei 15 und bei 15 mit 2770. Auch nach Besuch wurden im Notdienst nur bakterielle und virale Erkrankungen klassifiziert, hingegen keine Pilze und Protozoen.

Neoplasmen

Code	Klassifizierung	Männer	Frauen	Summe	Promille
410	Magenca	2	0	2	1,58
415	Colonca	3	3	6	4,75
420	Rectumca	0	1	1	0,79
425	Leber- Gallenca	0	2	2	1,58
430	Pankreasca	0	1	1	0,79
440	Bronchusca	1	2	3	2,38
445	Knochengeschwulst	1	0	1	0,79
480	Ovarialca	0	1	1	0,79
485	Prostataca	3	0	3	2,38
505	Nierenca	2	0	2	1,58
520	Krebsschmerz, Injektion nötig	4	7	11	8,71
575	gutartige Geschwulst	0	1	1	0,79
	Summe	16	18	34	26,91

Diese Diagnosengruppe enthält 38 Positionen, von denen hier 12 verwendet wurden, vor Besuch 10. Sie steht an elfter Stelle der Häufigkeitsreihung der Gruppen dieses Dienstabschnittes. Ein Vergleich der Zu- und Abgänge erscheint bei derart kleinen Zahlen nicht sinnvoll, da durch die Erhebungstechnik kein völlig geschlossenes System erreicht werden konnte. Innerhalb der Gruppe gibt es keinen signifikanten Unterschied zwischen Männern und Frauen, im Vergleich zu den Aufzeichnungen vor Besuch aber wohl, sodaß eine – sonst nirgends gefundene – Verzerrung durch ungünstige Selektion im Aufzeichnungsbereich der Besuchsärzte oder ein geändert wichtiges Betreuungsproblem im Rahmen des Besuches möglich erscheint. (z. B. Dauerkatheter). Dann wäre auch eine andere als die Krebsdiagnose vermerkt worden. Die Klassifizierung 520 (Krebsschmerz, Injektion nötig) ist zwischen beiden Dienstabschnitten nicht signifikant verändert. Die gesamte Gruppe wird, gemäß den Gewohnheiten des Notdienstes, trotz zahlreicher Diagnosen vermutlich wenig andere Indikationen als die Schmerztherapie im Notdienstzeitraum gehabt haben. Immerhin ist auch eine gutartige Geschwulst aufgelistet.

Endokrine und metabolische Erkrankungen

Code	Klassifizierung	Männer	Frauen	Summe	Promille
720	Diabetes mellitus	5	15	20	15,84
725	Hypoglykämie	3	4	7	5,54
770	Gichtanfall	2	2	4	3,17
	Summe	10	21	31	24,55

Weiterhin sind von den 18 Positionen, die diese Diagnosengruppe enthält, nur 3 verwendet worden. Die Gruppe ist vom neunten auf den zwölften Platz in der Häufigkeitsreihung abgeglitten. Es gibt keine signifikanten Geschlechtsunterschiede für die Klassifizierung 720, 720 mit 725, und für deren Addition zu 4805 (Hyperglykämie).

Bluterkrankungen

Code	Klassifizierung	Männer	Frauen	Summe	Promille
905	Perniciöse Anämie	0	1	1	0,79
935	Polycythämie	0	1	1	0,79
	Summe	0	2	2	1,58

Von den 9 möglichen Positionen wurden auch in diesem Dienstabschnitt nur 2 verwendet. Die Diagnosengruppe steht an achtzehnter Stelle der 23 Gruppen. Auffällig ist das Fehlen von Gerinnungsstörungen, die der Notfallmedizin zugehören, aber wegen der höheren Akuität vielleicht über den Hausarztvertretungsdienst hinweg vom Rettungsdienst versorgt werden.

Psychische Störungen und Erkrankungen

Code	Klassifizierung	Männer	Frauen	Summe	Promille
1000	senile Demenz	0	1	1	0,79
1015	Verwirrtheit	0	1	1	0,79
1020	Schizophrenie	1	1	2	1,58
1040	Angstanfall	0	1	1	0,79
1045	Hysterie	0	3	3	2,38
1060	neurotische Depression	1	11	12	9,50
1065	Neurasthenie	4	10	14	11,08
1100	Alkoholismus	2	1	3	2,38
1115	akute Alkoholvergiftung	0	1	1	0,79
1155	Herzneurose	1	3	4	3,17
	Summe	9	33	42	33,25

Die Diagnosengruppe umfaßt 44 Positionen, von denen hier 10 verwendet wurden, vor Besuch 14. Dies verweist auf den klärenden Einfluß des Hausbesuchs auch auf angeblich fernmündlich besprechbare psychische Klassifizierungen. Die Gruppe ist vom achtzehnten Platz der Häufigkeitsreihung vor Besuch auf den achten nach Besuch aufgestiegen. Es ist anzunehmen, daß einige eher somatische Symptomklassifizierungen aus der Telephonanamnese in diese Diagnosengruppe mündeten.

Der signifikante Unterschied zwischen den Geschlechtern wird durch die Mehrheit von Frauen bei 1060 (neurotische Depression) und bei 1065 (Neurasthenie) gefördert. Die Geschlechtsunterschiede sind auf der Ebene dieser Einzelklassifizierungen dennoch nicht statistisch signifikant.

Nach Besuch wurden statistisch signifikant mehr Zuordnungen zur Diagnosengruppe getroffen als vor Besuch. Die niedrige Promilleanzahl liegt dennoch weit unter Werten aus Praxisstudien: Die National Morbidity Study in England 1972 gibt eine Inzidenz von 147,5 Promille. Die Natur des Notrufes ist für geschulte Beobachter immer auch psychischer Art. Angst und Depressivität liegen oft der Hausbesuchsberufung und der Konsultation zugrunde. War es nicht nötig, das Ausmaß menschlichen Leidens zu benennen oder wurde es weder erlebt noch behandelt? Da wir es mit Routineaufzeichnungen zu tun haben, die nicht für Zwecke wissenschaftlicher Vollständigkeit erstellt wurden, können wir uns den belastenden Rückschluß ersparen, daß der Notdienst mit seinen Ärzten nur die somatische Not versorgt.

Erkrankungen des Nervensystems

Code	Klassifizierung	Männer	Frauen	Summe	Promille
1315	Parkinsonkrankheit	1	1	2	1,58
1335	Multiple Sklerose	0	2	2	1,58
1370	Grand Mal Epilepsie	3	2	5	3,96
1380	Migräne	0	6	6	4,75
1395	Facialisparese	0	1	1	0,79
1410	Nervenschmerz im Thoraxbereich	3	8	11	8,71
	Summe	7	20	27	21,37

Die Diagnosengruppe umfaßt 25 Positionen, von denen nach Besuch 6 verwendet wurden, vor Besuch 9. Sie ist vom neunten auf den vierzehnten Platz der Häufigkeiten zurückgefallen. Die geringere Anzahl von Zuordnungen nach Besuch ist statistisch signifikant. Dies ist nicht allein zurückzuführen auf den Rückgang der häufigsten Klassifizierung 1380 (Migräne), deren Absinken allein nicht statistisch signifikant ist.

Augenerkrankungen

Code	Klassifizierung	Männer	Frauen	Summe	Promille
1530	Iritis	1	0	1	0,79

Die kleine Anzahl ist statistisch nicht aufzuarbeiten. Wahrscheinlich gehen Augenpatienten im Notdienstzeitraum selber an die Klinik.

Ohrenerkrankungen

Code	Klassifizierung	Männer	Frauen	Summe	Promille
1710	akute Otitis Media	1	2	3	2,38
1735	Vertigo, Menière Krankheit	7	14	21	16,63
	Summe	8	16	24	19,01

Die Diagnosengruppe umfaßt 17 Positionen, von denen vor Besuch 6, nach Besuch nur mehr 2 verwendet wurden. Dem entspricht ein signifikantes Absinken der Gruppensumme nach Besuch. Auch die Reihung nach Häufigkeit innerhalb der Gruppen ist von 5 auf 15 abgesunken. Vor allem treten Symptomklassifizierungen weit geringer auf als bei der Visitenanmeldung. 1750 (Tinnitus), 1760 (Ohrenschmerz) 1780 (Taubheit, Hörverlust) fanden sich vor Besuch. Es liegt nahe, die statistisch signifikante Reduktion der Zahlen bei 1735 auf die Klärung und Umbenennung der symptomatischen Formen von Vertigo durch den Besuch zurückzuführen. Bei 1735 (Vertigo) besteht ein signifikantes Überwiegen der Frauen, die Geschlechtsunterschiede der Gruppe sind nicht signifikant.

Kardiovasculäre Erkrankungen

Code	Klassifizierung	Männer	Frauen	Summe	Promille
1910	erhöhter Blutdruck	13	20	33	26,13
1920	Hochdruck mit Nierenbeteiligung	1	0	1	0,79
1935	Hochdruckkrise	0	14	14	11,08
1940	Herzinfarkt	12	14	26	20,59
1945	Koronare Herzkrankheit	8	7	15	11,88
1950	Stenokardie	26	37	63	49,88
1955	Pulmonalembolie	1	4	5	3,96
1970	Herzklappenvitium	0	1	1	0,79
1975	Cardiomyopathie	1	0	1	0,79
1985	Paroxysmale Tachykardie	1	2	3	2,38
1990	Vorhofflimmern	2	7	9	7,13
1995	Extrasystolie	3	6	9	7,13
2005	Rechtherzinsuffizienz	2	1	3	2,38
2010	Linksherzinsuffizienz	7	7	14	11,08
2015	Herzinsuffizienz ohne nähere Angabe	9	18	27	21,38
	Summe	86	138	224	177,37

Die Diagnosengruppe umfaßt 25 Positionen, von denen vor und nach Besuch 15 verwendet wurden, jedoch nicht die selben: Vor Besuch wurden 1900 (Rheumatisches Fieber) und 1980 (Schenkelblock, WPW - Syndrom) klassifiziert. Nach Besuch liegen neu 1920 (Hochdruck mit Nierenbeteiligung) und 1970 (Herzklappenvitium) vor. Der Einzelfall sagt zuwenig aus, um einen Effekt des diagnostischen Prozesses auf die Klärung von schwer erhärtbaren Ferndiagnosen zu postulieren. Der Geschlechtsunterschied in der Gesamtgruppe ist nicht signifikant. Bei Einzelzuordnungen wie 1910, 1940, 1945 gibt es keine signifikanten Geschlechtsunterschiede. Bei Addition von 1940 (Herzinfarkt) 1945 (koronare Herzkrankheit) und 1950 (Stenokardie) ergeben sich auch in der Summe keine signifikanten Geschlechtsunterschiede. Die Addition von 4600 (Tachykardie), 1980 (WPW-Syndrom), 1985 (Paroxysmale Tachykardie) und 1995 (Extrasystolie), die ihre Begründung in der Unsicherheit der Diagnostik von Rhythmusstörungen ohne EKG im Notdienst findet, ergibt keine signifikanten Geschlechtsunterschiede. Diese finden sich in signifikanter Weise bei 1950 (Stenokardie), bei Überwiegen der Frauen.

Die Diagnosengruppe verbleibt auch nach Besuch an zweiter Stelle der Häufigkeitsreihung. Die Gruppensumme von Erkrankungen erfährt sogar einen statistisch signifikanten Anstieg von 127 auf 177 Promille der Klassifizierungen. Bei Testung von Einzelzuordnungen ergibt sich ein statistisch signifikanter Unterschied zwischen Angaben am Telephon und nach Besuch bei 1940 (Herzinfarkt) (Erhöhung), 1950 (Stenokardie) (Verminderung), wegen gegenläufiger Veränderung aber nicht bei der Summe von 1940, 1945 und 1950. 2015 (Herzinsuffizienz ohne nähere Angabe) 2010 (Linksherzinsuffizienz) und der Summe von 2005 (Rechtsherzinsuffizienz); 2010 und 2015 sind nach Besuch statistisch signifikant häufiger als zuvor. Die Klassifizierung 1990 (Vorhofflimmern) wird nach Besuch signifikant häufiger registriert. 1995 (Extrasystolie) ist nicht signifikant unterschiedlich. Die Summe 4600, 1980, 1985, 1995 bleibt ohne signifikanten Unterschied vor und nach Besuch. Erst durch weitere Addition von 1990 ergibt sich neuerlich eine Signifikanz der Vermehrung zwischen Vorangabe und Hausbesuch.

1910 (erhöhter Blutdruck) ist allein nicht signifikant erhöht, wohl aber in Summe mit 1935 (Hochdruckkrise).

Cerebrovasculäre Erkrankungen

Code	Klassifizierung	Männer	Frauen	Summe	Promille
2105	Cerebraler Insult	9	15	24	19,00
2110	TIA	6	12	18	14,25
2115	chronische cerebrale				
	Insuffizienz	10	13	23	18,21
	Summe	25	40	65	51,46

Wie vor Besuch sind 3 von den 4 Positionen der Gruppe verwendet worden. (Die vierte wäre die Subarachnoidalblutung). Die Gruppe bleibt an siebenter Stelle der Häufigkeiten. Die Gesamtzahl von Zuordnungen steigt statistisch signifikant von 27 auf 51 Promille aller Zuordnungen an. Innerhalb der Gruppe sind die Veränderungen von der telephonischen Vorangabe zur ärztlichen Klassifizierung gegenläufig: 2105 (Cerebraler Insult) fällt signifikant ab, 2110 (TIA) und 2115 (chronische cerebrale Insuffizienz) steigen ebenso an. Die Geschlechtsunterschiede in der Gruppe sind weder für Einzelklassifizierungen noch für die Gruppensumme signifikant.

Peripher-vasculäre Erkrankungen

Code	Klassifizierung	Männer	Frauen	Summe	Promille
2215	Thrombangitis Obliterans	0	1	1	0,79
2220	Claudicatio Intermittens	1	0	1	0,79
2225	Arterieller Verschluß oder Stenose	2	0	2	1,58
2230	andere periphere Arteriopathien	1	0	1	0,79
2245	oberflächliche Phlebitis	3	6	9	7,13
2250	tiefe (Thrombo-) Phlebitis	0	2	2	1,58
2255	Ulcus varicosum	6	11	17	13,46
2285	äußere Hämorrhoiden	1	1	2	1,58
	Summe	14	21	35	27,70

Von den 23 Positionen der Diagnosengruppe sind 8 verwendet worden, vor Besuch 3. Damit geht ein statistisch signifikantes Ansteigen der Gruppensumme einher. Die Gruppe nimmt nach Besuch den zehnten, vor Besuch einen der letzten Plätze in den Häufigkeiten ein. Die Gruppensumme ist, auch wenn ohne 2255 (Ulcus cruris) gerechnet wird, statistisch signifikant erhöht, nicht aber die testbare Einzelzuordnung 2245 und deren Summe mit 2250. 2255 (Ulcus cruris) zeigt einen statistisch signifikanten Geschlechtsunterschied von mehr Frauen, die Gruppensumme ist nach Geschlechtern ausgewogen.

Erkrankungen der Atemwege

Code	Klassifizierung	Männer	Frauen	Summe	Promille
2400	oberer Atemwegsinfekt, Pharyngitis	6	11	17	13,46
2405	akute Sinusitis	1	1	2	1,58
2410	akute Tonsillitis	11	13	24	19,00
2415	Laryngitis, Epiglottitis	5	3	8	6,33
2420	akute Bronchitis	18	23	41	32,46
2440	katarrhal. Atemwegsinf.	1	0	1	0,79
2475	Pneumonie	10	16	26	20,59
2480	grippaler Infekt	24	28	52	41,17
2485	Influenza	0	2	2	1,58
2500	Bronchialasthma	30	35	65	51,46
2530	Pneumothorax	1	0	1	0,79
	Summe	107	132	239	189,21

Von den 29 Positionen der Diagnosengruppe wurden nach Besuch 11 verwendet, vor Besuch 12. Dies geschieht unter Austausch mehrerer Zuordnungen mit kleinen Zahlen. Die Diagnosengruppe ist in diesem Dienstabschnitt die häufigst vertretene, vor Besuch die dritte. Einem signifikanten Anstieg der Gruppensumme entspricht der signifikante Zuwachs der Einzelzuordnungen 2410 (akute Tonsillitis), 2420 (akute Bronchitis), 2475 (Pneumonie) und 2500 (Bronchialasthma), die also vor Besuch seltener wahrgenommen wurden. Auch die Summe von 2440, 2480 und 2485 ist signifikant gegen die Vorangaben erhöht. Von allen genannten Zuordnungen und Kombinationen ist nur die Klassifizierung 2400 (oberer Atemwegsinfekt, Pharyngitis) signifikant auf die Seite eines Geschlechtes, der Frauen, verschoben.

Erkrankungen des Verdauungssystems

Code	Klassifizierung	Männer	Frauen	Summe	Promille
2615	Zahnerkrankung	0	1	1	0,79
2630	Stomatitis	2	0	2	1,58
2675	Magengeschwür	2	1	3	2,38
2690	perforiertes Duodenalgeschwür	0	1	1	0,79
2695	Anastomosengeschwür	1	0	1	0,79
2700	Gastritis	7	7	14	11,08
2705	Dyspepsie	4	1	5	3,96
2715	Appendicitis	6	3	9	7,13
2730	Hiatushernie	0	1	1	0,79
2735	Hernie	1	3	4	3,17
2740	Morbus Crohn	0	1	1	0,79
2745	Colitis Ulcerosa	0	1	1	0,79
2755	Ileus	4	2	6	4,75
2760	Divertikulitis	1	1	2	1,58
2765	Obstipation	1	1	2	1,58
2770	Diarrhoe (ohne Erbrechen)	0	3	3	2,38
2785	Analfissur	1	0	1	0,79
2790	Rectumprolaps	1	0	1	0,79
2810	Lebercirrhose, chron. Hepatitis	3	1	4	3,17
2815	Gallenstein	3	4	7	5,54
2820	akute Cholecystitis	0	2	2	1,58
2825	akute Pankreatitis	0	2	2	1,58
2830	Haematemesis, Melaena	3	2	5	3,96
	Summe	40	38	78	61,74

Von den 49 Positionen der Gruppe wurden nach Besuch 23 verwendet, vor Besuch 18. Die Gruppe liegt an fünfter Stelle der Häufigkeitsreihung aller Diagnosengruppen. Die Gesamtzahl diagnostischer Zuordnungen ist signifikant angestiegen, was sich in Promilleanzahlen von vorher 33, nach Besuch 61 ausdrückt. Durch die kleinen Zahlen sind nur 2700 (Gastritis) und dessen Summe mit 2705 (Dyspepsie) testbar, dies ohne signifikanten Geschlechtsunterschied. Genauso ist die zahlenmäßige Veränderung der beiden Zuordnungen vor und nach Besuch nicht signifikant. Die Anzahl der Männer in der Gesamtgruppe ist signifikant erhöht.

Erkrankungen des Urogenitalsystems, Gravidität

Code	Klassifizierung	Männer	Frauen	Summe	Promille
2905	Niereninsuffizienz	0	5	5	3,96
2910	akute Pyelitis	0	5	5	3,96
2920	Nierenstein	0	2	2	1,58
2935	Harnwegsinfekt	3	11	14	11,08
2980	Orchitis	2	0	2	1,58
3035	Adnexitis	0	5	5	3,96
3060	Vaginalprolaps	0	1	1	0,79
3100	Dysmenorrhoe	0	2	2	1,58
3135	abnorme uterine Blutung	0	1	1	0,79
3310	Abortus	0	1	1	0,79
3335	Hyperemesis Gravidarum	0	1	1	0,79
	Summe	5	34	39	29,86

Von 75 verfügbaren Positionen wurden nach Besuch 11 verwendet, vor Besuch 10. Die Veränderungen betreffen Zuordnungen mit kleinen Zahlen. In der Häufigkeitsreihung liegt die Gruppe nun an 18. Stelle. Das signifikante Überwiegen der Frauen ist auf die vermehrten Harnwegsinfekte 2935 bei Frauen zurückzuführen. Auch die Summe 2935 und 2910 (akute Pyelitis) zeigt ein signifikantes Überwiegen der Frauen. Dieselben Positionen dienten dem Vergleich vor und nach Besuch: Für diese Einzelpositionen und die Gruppensumme ergab sich eine signifikante Erhöhung nach Besuch.

Hauterkrankungen

Code	Klassifizierung	Männer	Frauen	Summe	Promille
3665	Kontaktdermatitis	1	0	1	0,79
3775	Urticaria	1	0	1	0,79
	Summe	2	0	2	1,58

Die zahlenmäßig kleine Gruppe läßt keine Tests zu. Wie vor Besuch wurden von 39 Positionen nur 2 verwendet.

Erkrankungen des Bewegungsapparates

Code	Klassifizierung	Männer	Frauen	Summe	Promille
3905	chronische Polyarthritis	0	4	4	3,17
3910	Polyarthropathie, *alles tut weh*	1	3	4	3,17
3920	Arthrose des Ellenbogengelenkes	0	1	1	0,79
3935	Hüftarthrose	0	1	1	0,79
3940	Gonarthrose	0	2	2	1,58
3945	Fußarthrosen	1	1	2	1,58
3975	Gelenksschwellung	0	1	1	0,79
3985	M.Bechterew	1	0	1	0,79
3990	cervicale Spondylose	1	2	3	2,38
3995	lumbale Spondylose	0	1	1	0,79
4005	lumbaler Discusprolaps	0	2	2	1,58
4010	Torticollis	1	4	5	3,96
4015	Ischias	25	45	70	55,42
4020	Kreuzschmerz	11	19	30	23,75
4030	Schulter-Arm-Syndrom	4	2	6	4,75
4075	Myalgie	1	1	2	1,58
4080	Beinschmerzen	1	0	1	0,79
4110	Osteoporose	1	1	2	1,58
4115	path. Knochenbruch	0	1	1	0,79
	Summe	48	91	139	110,03

Von 49 verfügbaren Positionen wurden in diesem Dienstabschnitt 19 verwendet. Die signifikante Erhöhung der Gruppensumme gegen die Zahlen vor Besuch führt zur dritten Position in der Häufigkeitsreihung dieses Dienstabschnittes. Der Geschlechtsunterschied in der Gruppe ist nicht signifikant. Bei 4020 (Kreuzschmerz) überwiegen signifikant die Frauen, bei 4015 (Ischias) ist der Geschlechtsunterschied nicht signifikant. Nach Besuch ist 4015 gegen die Vorangaben signifikant erhöht, 4020 ohne signifikanten Unterschied und 4080 (Beinschmerzen) signifikant vermindert, vermutlich durch Aufschlüsselung zugunsten eindeutiger Klassifizierungsformen.

Einzelsymptome und schlecht definierbare Beschwerden

Code	Klassifizierung	Männer	Frauen	Summe	Promille
4500	Kollaps	11	21	32	25,34
4505	Schüttelfrost	1	0	1	0,79
4510	Schwindel,Benommenheit	0	1	1	0,79
4520	Fieber ohne sonstigen Befund	6	7	13	10,29
4525	Schwäche	2	4	6	4,75
4550	unspezifischer Ausschlag	0	1	1	0,79
4555	Ödeme	2	0	2	1,58
4560	Ikterus	1	0	1	0,79
4565	Anorexie	0	1	1	0,79
4585	Kopfschmerz	1	3	4	3,17
4590	Sprachstörung	0	2	2	1,58
4600	Herzklopfen	2	8	10	7,92
4620	Dyspnoe	4	6	10	7,92
4635	Hämoptyse	1	0	1	0,79
4640	Schmerzen im Brustkorb, Pleurodynie	0	1	1	0,79
4655	Übelkeit	3	10	13	10,29
4665	Flatulenz	0	1	1	0,79
4675	Nierenkolik	14	12	26	20,59
4685	Harnverhaltung	7	0	7	5,54
4690	Harninkontinenz	1	0	1	0,79
4700	Bauchkolik,Gallenkolik	7	21	28	22,17
4715	Ascites	0	2	2	1,58
4805	Hyperglykämie	1	0	1	0,79
4900	Senilität	0	1	1	0,79
	Summe	64	102	166	106,07

Die Gruppe, die in diesem Dienstabschnitt signifikant weniger Zuordnungen enthält als vor Besuch, hat 44 Positionen, von denen hier 24 verwendet wurden, vor Besuch 30. Eine signifikante Verminderung haben 4500 (Kollaps), 4520 (Fieber ohne sonstigen Befund), 4620 (Dyspnoe) 4655 (Übelkeit) erfahren so wie auch 4675 (Nierenkolik), und 4700 (Bauchkolik, Gallenkolik). Die Reduktion bei 4600 (Herzklopfen) ist nicht signifikant. Es erscheint ungewöhnlich, daß eine gute klinische Untersuchung diese Angaben nicht vertiefen und klären konnte. Die Alltagserfahrung legt nahe, hinter diesen Symptomen Ergänzungen im Bereich psychischer oder umweltbedingter Störungen anzunehmen, wie sie in der Hausarztpraxis, beim vertrauten Patienten, gern nach Art Michael Balints aufgearbeitet werden.

Der Geschlechtsunterschied der Gesamtgruppe ist nicht signifikant, obwohl bei 4520 die Männer signifikant überwiegen. Bei 4500, 4655 und 4675 und 4700 ist ein Test möglich und es ergibt sich kein signifikanter Unterschied.

Nach Besuch ist die Gruppe vom ersten auf den vierten Platz zurückgefallen. Sie wurde von den Erkrankungen der Atemwege, den kardiovasculären Erkrankungen (die ihre Position hielten) und den Erkrankungen des Bewegungsapparates überholt. Dies beweist nicht, daß diese Klassifizierungen aus den nun erledigten Symptomen abgeleitet wurden.

Trauma

Code	Klassifizierung	Männer	Frauen	Summe	Promille
5020	Beckenbruch	0	1	1	0,79
5050	Schenkelhalsbruch	1	0	1	0,79
5115	Hand-Fingertrauma	0	1	1	0,79
5130	Sprunggelenkszerrung	1	0	1	0,79
5140	Hüftprellung	1	2	3	2,38
5150	Wirbelsäulenprellung	1	1	2	1,58
5160	Schädelprellung	2	0	2	1,58
5170	Rißquetschwunde,Tierbiß	1	1	2	1,58
5190	Insektenbiß,-stich	0	1	1	0,79
5200	Hämatom	1	4	5	3,96
5215	Fremdkörper im Ohr	0	1	1	0,79
5260	Allergische Reaktion	2	2	4	3,17
5295	Vergiftung (nicht medikamentös)	1	0	1	0,79
5310	häuslicher Unfall	2	1	3	2,38
5320	Medikamentenreaktion in korrekter Dosis	0	1	1	0,79
	Summe	13	17	30	23,74

Von 71 Positionen, die in der Diagnosengruppe zur Verfügung stehen, wurden nach Besuch so wie vor Besuch 16 verwendet. Die Unzahl kleiner Zahlen ermöglicht keine Vergleiche bei Einzelklassifizierungen. Der Anteil der Gesamtgruppe an den diagnostischen Ergebnissen ist signifikant gestiegen, die Gruppe vom 20. auf den 13. Platz der Häufigkeitsreihung vorgestoßen. Traumen werden von Patienten offenbar anders benannt als vom hausbesuchenden Arzt. Im rechnerischen Vergleich zu den Gesamtsummen besuchter Patienten ergibt sich, anders als die Absolutzahlen nahelegen, ein signifikantes Überwiegen der Männer in der Gruppe.

Patienten im Risiko

Code	Klassifizierung	Männer	Frauen	Summe	Promille
5515	Antikoagulantientherapie	1	0	1	0,79
5760	Tetanusinjektion benötigt	0	1	1	0,79
	Summe	1	1	2	1,58

Medikamentenallergie

Code	Klassifizierung	Männer	Frauen	Summe	Promille
5930	Analgetikaallergie,anamn.	0	1	1	0,79
5265	Medikamentenallergie	0	1	1	0,79

Die *Restrubriken* verweisen nur auf die Seltenheit der ihnen zugehörigen Klassifizierungen.

Lebensereignisse

Code	Klassifizierung	Männer	Frauen	Summe	Promille
7150	Erkrankung in der Schwangerschaft	0	2	2	1,58
8480	plötzlicher Tod	2	7	9	7,13
	Summe	2	9	11	8,71

Nach Besuch werden mehr plötzliche Todesfälle vermerkt, was nahelegt, daß diese unter anderen Klassifizierungen angeboten werden. Die Zahlen sind zu klein, um die naheliegende Signifikanz zu erhärten.

Operationen und deren Folgen oder Indikationen

Code	Klassifizierung	Männer	Frauen	Summe	Promille
7740	Z.n.Herzklappenersatz	0	1	1	0,79
7805	akutes Abdomen	5	3	8	6,33
7825	Z.n.Pyloroplastik	0	1	1	0,79
7855	Colostomie	1	0	1	0,79
8280	Dauerkatheter	5	1	6	4,75
	Summe	11	6	17	13,45

Die Diagnosengruppe enthält vor Besuch 8, nach Besuch 5 Zuordnungen. Die Vermehrung der Klassifizierung 7805 (akutes Abdomen) ist durch kleine Zahl nicht statistisch verwertbar. Die Anzahl der Dauerkatheter ist nicht signifikant gegen die Vorangabe verändert. Die Verringerung der Gesamtsumme ist nicht signifikant. In der Gruppe besteht kein statistisch signifikanter Geschlechtsunterschied.

6.3.4 Zusammenfassung

Die Ergebnisse nach Besuch zeigen eine Vermehrung der ärztlichen Diagnosenbegriffe unter Verminderung der Symptomzuordnungen.

Durch den diagnostischen Prozeß haben sich dennoch weniger Symptome vollständig aufgelöst, als ein Allgemeinpraktiker aus seiner täglichen Arbeit erwarten könnte. Die unaufgelösten Symptome, in denen in diesem Abschnitt der Diagnostik noch Patienten und deren Erkrankungen beschrieben werden, sind in einer patienten- nicht diagnosenorientierten Medizin Anlaß vertiefter Diagnostik unter Durchleuchtung konfliktauslösender Lebensereignisse oder pathologischer psychischer Reaktionsweisen.

Diese Hypothese erfährt ein beschränktes Maß an Unterstützung durch das auffallende Fehlen von größeren Zahlen derartiger Klassifizierungen, die gestörtes menschliches Erleben darstellen: Es kann sein, daß der Notarzt, anders als der Hausarzt, seine Aufgabenstellung in kompetenter somatischer Bewältigung sieht und daß er kein Wahrnehmungssystem für jene Erlebensformen hat, die in den Studien von Clyne und Balint immer wieder als Hintergründe dringlicher Notrufe beschrieben werden. Für einen somatisch klassifizierenden Mediziner ist die einzige nach Besuch zunehmende psychische Klassifizierung, 1065, Neurasthenie eine akzeptable Beschreibung von leidendem Erleben; solche Zustände menschlichen Leidens werden vom generalistischen Hausarzt nicht als Endergebnis einer Konsultation akzeptiert, wenn er seine Rolle ernst nimmt. Der Notarzt, der die dringlichen Körperbeschwerden bis auf Weiteres versorgt, darf nach seiner Berufsauffassung hier innehalten. Er hat auch nicht die Chance einer Zweitkonsultation oder eines Folgebesuches, die nach der Berufserfahrung die Chancen vertiefter persönlicher Begegnung vermehren: Die Erstkonsultation steht ja meist unter dem Drama der Beschwerden, die der Patient einbringt, die Folgekonsultation gibt dem Arzt oft erst Gelegenheit, seine Fähigkeiten zur Erweiterung der Krankengeschichte auf die Lebensgeschichte zu erweisen.

Die Notarztmedizin, die in dieser Studie zu Tage kommt, ist gewiß das Beste was die derart geschulten Kollegen bieten können: Sie haben eben aus ihrer Position geringer Vertrautheit mit der Umwelt des Patienten das Beste gemacht. Sie haben unter Entscheidungsdruck die akut erschienene Erkrankung nach ärztlichen Gesichtspunkten versorgt. Die Nichtbenennung psychischer oder umweltbezogener Klassifizierungen, die in einer derart berufenden Bevölkerungsgruppe nach anderen Studien zwingend vorkommen, muß im übrigen auch nicht bedeuten, daß sie nicht bearbeitet oder betreut wurden. Ein anderer Zugangsweg zum Patienten, nicht der des Hausarztes oder des Balintmediziners, ist damit aber wohl erwiesen: Ein Notdienst ist wirklich ein Vertretungsdienst und kein Hausärzteersatzdienst.

Der erwartbare Abbau der aus der Telephonanamnese stammenden Symptomklassifizierungen führt zu signifikanter Zunahme der reiferen diagnostischen Aussagen: Die Symptomgruppe 15, Durchfall und Erbrechen hat zugenommen, der Nervenschmerz im Thoraxbereich 1410, die Hochdruckkrise 1935, die klinische Klassifizierung Herzinfarkt 1940, Vorhofflimmern 1990, ein Produkt der kompetenten Krankenuntersuchung, ebenso wie die Herzinsuffizienzformen (vermutlich abgeleitet aus 4620 Dyspnoe).

Zugenommen haben 2410 akute Tonsillitis, 2420 akute Bronchitis und 2475 Pneumonie aber auch 2500 Asthma bronchiale. Häufiger klassifiziert wurde 2935 Harnwegsinfekt und die Zuordnung 7805 akutes Abdomen (bezeichnend für die Entscheidung, diesen Patienten dem operativ tätigen Spitalsmediziner vorzustellen), schließlich auch 4015 Ischias, die Zuordnungen zur Gruppe Trauma und zu 8480 plötzlicher Tod. Vermehrt haben sich auch die Klassifizierungen cerebrovaskulärer Erkrankungen: 2110 TIA, 2105 Cerebraler Insult und 2115 chronische cerebrale Insuffizienz sind angestiegen.

Abgenommen hat bei immerhin beträchtlichen Restzahlen die gesicherte Leer-information 4520 Fieber ohne sonstigen Befund (im Gegensatz zu schlicht *ungeklärter Fieberzustand* vor Besuch), die Gallen- und Bauchkolik 4700, der Bein-schmerz 4080 und einige andere Symptome: 4620 Dyspnoe, 4655 Übelkeit, 4675 Nierenkolik. Schließlich wurde auch 720 Diabetes mellitus seltener klassifiziert, was nahelegt, daß Erkrankungen von Diabetikern als wichtiger erlebt wurden, als die bloße Dokumentation der Grundkrankheit, die zum dringlichen Besuch geführt hat.

Merklich gleichgeblieben sind verständlicherweise die Klassifizierungen klassischer Betreuungsprobleme wie 520 Krebsschmerz und 8280 Dauerkatheter, die offensichtlich nicht aus Gründen der Diagnostik besucht werden.

Vor Besuch finden sich stark symptombezogene Krankheitsbezeichnungen. Nach Besuch findet sich nicht nur ein Zuwachs neuer, vom Arzt erhobener, Symptomarten (Vorhofflimmern) sondern auch eine Vermehrung von gesicherten diagnostischen Aussagen auf Diagnosen- und Symptomgruppenniveau. Dem folgt eine wesentlich geänderte Häufigkeitsreihung diagnostischer Zuordnungen nach Besuch. An der Spitze der folgenden Liste stehen bis dahin nicht im Vordergrund gefundene Diagnosen (oder Symptomgruppen) wie Ischias, Asthma bronchiale, grippaler Infekt, akute Bronchitis, Erbrechen und Durchfall (als Mitteilung für *Gastroenteritis*). Die Anzahl der Stenokardiezuordnungen (oder Präkordialschmerzen) hat sich merklich vermindert. Dieses klassische Notdienstsymptom wurde in andere Klassifizierungen aufgelöst, die weniger angstbeladen oder eindeutig dem Herznotfall zugeordnet sind.

Es ist damit dargestellt, daß der Notdienst eine definierte medizinische Aufgabe in einem beschreibbaren epidemiologischen Rahmen erfüllt, obwohl nicht im weiten Umfang hausärztlicher Betreuung.

6.3.5 Häufigkeitsreihung

Häufigkeitsreihung der diagnostischen Zuordnungen nach Besuch mit einer Häufigkeit über 1

Code	Klassifizierung	Häufigkeit
4015	Ischias	70
2500	Asthma bronchiale	65
1950	Stenokardie	63
2480	grippaler Infekt	52
2420	akute Bronchitis	41
15	Erbrechen und Durchfall	39
1910	erhöhter Blutdruck	33
4500	Kollaps	32
4020	Kreuzschmerz	30
4700	Bauchkolik, Gallenkolik	28
2015	Herzinsuffizienz ohne nähere Angabe	27
1940	Herzinfarkt	26
2475	Pneumonie	26
4675	Nierenkolik	26
2105	Cerebraler Insult	24
2410	akute Tonsillitis	24
2115	chronische cerebrale Insuffizienz	23
1735	Vertigo, Menière Krankheit	21
720	Diabetes mellitus	20
2110	TIA	18
2400	oberer Atemwegsinfekt, Pharyngitis	17
1945	koronare Herzkrankheit	15
1065	Neurasthenie	14
1935	Hochdruckkrise	14
2010	Linksherzinsuffizienz	14
2700	Gastritis	14
2935	Harnwegsinfekt	14
4520	Fieber ohne sonstigen Befund	13
4655	Übelkeit	13
1060	neurotische Depression	12
180	andere Virusinfekte	11
520	Krebsschmerz, Injektion nötig	11
1410	Nervenschmerz im Thoraxbereich	11
4600	Herzklopfen	10

Code	Klassifizierung	Häufigkeit
4620	Dyspnoe	10
1990	Vorhofflimmern	9
1995	Extrasystolie	9
2245	oberflächliche Phlebitis	9
2715	Appendicitis	9
8480	plötzlicher Tod	9
2415	Laryngitis, Epiglottitis	8
7805	akutes Abdomen	8
725	Hypoglykämie	7
2815	Gallenstein	7
4685	Harnverhaltung	7
415	Colonca	6
1380	Migräne	6
2755	Ileus	6
4030	Schulter-Arm-Syndrom	6
4525	Schwäche	6
8280	Dauerkatheter	6
1370	Grand Mal Epilepsie	5
1955	Pulmonalembolie	5
2705	Dyspepsie	5
2830	Haematemesis, Melaena	5
2905	Niereninsuffizienz	5
2910	akute Pyelitis	5
3035	Adnexitis	5
4010	Torticollis	5
5200	Hämatom, Abschürfung	5
90	Zoster	4
	Gesamtsumme	1279

6.4 Diagnostische Zuordnungen vor Arztbesuch bei Nacht

Gegen die ärztlich vertretene Norm, daß die Nachtruhe eines verantwortungs-
voll tätigen Berufsstandes nur für solche verantwortungsvolle Tätigkeit gestört
werden darf, kann ein Patient verstoßen, weil er sein Problem aus subjekti-
vem Mißverständnis dieser Dringlichkeit zuordnet. Schon die krankheitsbedingte
Störung der Nachtruhe verunsichert den Patienten mehr, als eine Erkrankung
bei Tage. Schmerzzustände werden bei Schlafbedürfnis schwerer ertragen als im
ausgeruhten Zustand. So hat der Hausbesuch bei Nacht eine größere Variations-
breite emotioneller Tönungen, diagnostischer Möglichkeiten und Akuitätsvertei-
lungen als der termingemäße Hausbesuch ...

So lautet eine Darstellung des nächtlichen Hausbesuches in einem früheren
Buch des Autors [30]. Sie ist eine Zusammenfassung von Aussagen aus der Erfah-

rung zahlreicher weiterer Kollegen. Kann diese Erfahrung durch die methodisch geordnete Forschung gestützt werden? Zeigt die Notdienstforschung ein anderes Krankheitsmuster als die Erfahrung aus der Praxis? Ist der Faktor Nachtbesuch überhaupt von Bedeutung, wenn der Faktor Notdienstbesuch schon zu beträchtlicher Vorauswahl der Patientenprobleme führen muß?

Welche Einflüsse überhaupt können die Vorauswahl vor Visite bestimmen?

- Ein Notdienst wird nur für dringlich empfundene Gesundheitsstörungen konsultiert.

- Der Telephonarzt trifft eine vorsichtige Vorauswahl aus den angebotenen Problemen und rät zum Besuch oder zu einer anderen Hilfe.

- Hausbesuche, die der Patient wünscht, werden im Wiener Notdienst, schon aus rechtlichen Gründen, grundsätzlich nicht verweigert.

- Für offensichtlich schwere Erkrankungen kann ein Konkurrenzdienst wie die Wiener Rettung auch zum Hausbesuch gefordert werden.

- Einige Hausärzte, darunter auch der Autor, stehen ausgewählten Patientengruppen (Krebskranken, guten Freunden, ...) auch nachts bei.

Sollen wir unter diesen Umständen erwarten, daß die diagnostischen Zuordnungen vor Visite, aus der Telephonanamnese, die Natur des nächtlichen Hilferufes klären können? Werden wir nach dieser Vorauswahl eine Epidemiologie nicht nur der Notdienstvisite sondern auch des nächtlichen Hilferufes gewinnen können? Diese Fragestellung zeichnet sich am Horizont ab. Sie mag manchem in der Untersuchung beantwortet erscheinen. Sie enthält aber dennoch übersteigerte Fragen an eine Untersuchung nur eines Ausschnittes der nächtlichen ärztlichen Betreuung in einer Großstadt. Es hieße, wie schon gesagt, die Grenzen der Untersuchung zu weit spannen, wenn aus den Notdienstdaten unkritisch die Gesamtmorbidität der Wiener Population im untersuchten Zeitraum interpretiert würde. Unterschiede zwischen den Ergebnissen des (Wochenend-) Tagdienstes und des (Wochentags-) Nachtdienstes könnten auch der Wochenendsituation oder dem Wochentag zugeschrieben werden. Statistisch signifikante Unterschiede im epidemiologischen Profil der Aufzeichnungen zu Tag- oder Nachtdienst sind aber auf Grund der sorgfältigen Planung der Untersuchung signifikante Aussagen über den Notdienst im Jahre 1985. Trotz aller kritischen Vorbehalte werden sie Aussagen über die nächtliche notärztliche Tätigkeit zulassen, wie sie aus einer Einzelpraxis in einem überschaubaren Zeitraum schwer zu gewinnen sind. Differenzen zwischen Tag und Nacht, auch wenn sie aus der Notdienstepidemiologie gewonnen wurden, können uns helfen, die Natur des nächtlichen Hilferufes und seiner Wahrnehmung durch den Arzt besser zu verstehen.

6.4.1 Die diagnostischen Zuordnungen

Codierung, Häufigkeiten, Geschlechterverteilung und Promille der Summen als Anteil aller diagnostischen Zuordnungen

Code	Klassifizierung	Männer	Frauen	Summe	Promille
	Gesamtsumme	702	1114	1816	

Infektiöse und parasitäre Erkrankungen

Code	Klassifizierung	Männer	Frauen	Summe	Promille
15	Durchfall und Erbrechen	17	15	32	17,59
40	Keuchhusten	1	1	2	1,10
45	Scharlach	1	0	1	0,55
50	Erysipel	0	1	1	0,55
55	Meningitis	3	3	6	3,30
90	Zoster	0	3	3	1,65
95	Herpes genitalis	1	0	1	0,55

Code	Klassifizierung	Männer	Frauen	Summe	Promille
100	Herpes simplex	0	1	1	0,55
115	Virusinfekt unklarer Genese	0	1	1	0,55
130	infektiöse Hepatitis	0	1	1	0,55
140	Mumps	0	1	1	0,55
	Summe	23	27	50	26,39

Diese Diagnosengruppe des Code besteht aus 55 Positionen, von denen hier 11 verwendet wurden. Die Gruppe nimmt den 9. Rang in der Häufigkeitsreihung dieses Dienstabschnittes ein. Es besteht kein signifikanter Geschlechtsunterschied in der Gesamtgruppe oder in der testbaren Einzelklassifizierung 15, oder in der Kombination 15, zu 2770 (Diarrhoe) addiert. Die gesamte Diagnosengruppe wird häufiger verwendet als in der Telephonanamnese des Wochenendtagdienstes, für den wir Vergleichsunterlagen haben. Der Unterschied ist statistisch signifikant. Die häufigste Klassifizierung hat den Erkenntniswert einer Symptomgruppe und läßt sich eher als Indikation für eine Interventionsform denn als Diagnose ansehen. Wie schon oben gesagt, ist die ganze Diagnosengruppe nicht vollständig sondern nur Zufluchtsort für ätiologisch klassifizierbare Krankheitsbilder infektiöser Erkrankungen. Viele andere infektiöse Erkrankungen können aus Erfahrung nach den Kategorien jener Kapitel klassifiziert werden, die nach anatomischen Grundsätzen geordnet sind.

Neoplasmen

Code	Klassifizierung	Männer	Frauen	Summe	Promille
405	Ösophagusca	2	0	2	1,10
410	Magenca	0	1	1	0,55
425	Leber- Gallenca	1	0	1	0,55
430	Pankreasca	0	1	1	0,55
440	Bronchusca	2	6	8	4,40
465	Mammaca	0	1	1	0,55
485	Prostataca	4	0	4	2,20
510	Hirntumor	0	1	1	0,55
515	andere Primärtumoren	0	1	1	0,55
520	Krebsschmerz, Injektion nötig	15	19	34	18,69
525	Lebermetastasen	0	1	1	0,55
	Summe	24	31	55	30,24

Dieser Anteil des Code enthält 38 Positionen. 11 davon wurden verwendet. Die größte Klassifizierung ist dieselbe wie in den anderen Dienstabschnitten: die Indikation zur schmerzstillenden Injektion. Die Notwendigkeit der Schmerzbehandlung im Vertretungszeitraum mag auch bei Nennung anderer Diagnosen den Hintergrund abgeben. Für diese Klassifizierung und für die Gesamtgruppe bestehen keine Geschlechtsunterschiede von statistischer Signifikanz. Der statistische Test zeigt, bei Vergleich mit der Telephonanamnese bei Tag, keinen signifikanten Unterschied der Häufigkeiten für 520 oder die Gesamtgruppe.

Endokrine und metabolische Erkrankungen

Code	Klassifizierung	Männer	Frauen	Summe	Promille
720	Diabetes mellitus	7	13	20	11,0
725	Hypoglykämie	0	3	3	1,65
770	Gichtanfall	2	2	4	2,20
	Summe	9	18	27	24,85

Wieder, wie in beiden Dienstabschnitten des Tagdienstes, sind nur 3 Positionen unter 18 möglichen des Code verwendet worden. Die Diagnosengruppe liegt an 10. Stelle der Gruppenhäufigkeiten dieses Dienstabschnittes. Es gibt keinen statistisch signifikanten Unterschied zwischen den Geschlechtern für 720 oder 720 addiert zu 725 und zu 4805 (Hyperglykämie). Im Vergleich zum Tagdienst vor Besuch besteht kein statistisch signifikanter Unterschied der Häufigkeiten.

Bluterkrankungen

keine Meldung in diesem Dienstabschnitt.

Psychische Störungen und Erkrankungen

Code	Klassifizierung	Männer	Frauen	Summe	Promille
1005	Delirium tremens	0	2	2	1,10
1020	Schizophrenie	1	0	1	0,55
1025	psychotische Depression	0	1	1	0,55
1035	andere nicht-organische Psychosen	1	2	3	1,65
1040	Angstanfall	1	4	5	2,75
1045	Angstzustand	0	3	3	1,65
1050	Platzangst	1	0	1	0,55
1060	neurotische Depression	0	3	3	1,65
1065	Neurasthenie	1	2	3	1,65
1100	Alkoholismus	1	1	2	1,10
1115	akute Alkoholvergiftung	1	1	2	1,10
1150	Hyperventilation	1	0	1	0,55
1155	Herzneurose	0	1	1	0,55
	Summe	8	20	28	12,65

In dieser Gruppe des Code sind 44 Positionen, von denen in diesem Dienstabschnitt 13 verwendet wurden. Vor Besuch bei Tag waren es 14. Die Diagnosengruppe steht an 15. Stelle der Gruppenhäufigkeiten, am Tag vor Besuch an 18. Stelle. Sie zählt in beiden Fällen 12 Promille der diagnostischen Zuordnungen. Damit ist auch kein statistisch signifikanter Unterschied in der Telephonanamnese dieser Gruppe zwischen Tagdienst und Nachtdienst nachzuweisen. Auch findet sich kein signifikanter Unterschied in der Geschlechtsverteilung innerhalb dieser Gruppe. Die Problematik der Aufzeichnung nur kleiner Zahlen wurde schon nach Tagbesuch kritisch beleuchtet. Hier ergab sich dadurch keine Möglichkeit, anderes als die Gruppensumme zu testen.

Erkrankungen des Nervensystems

Code	Klassifizierung	Männer	Frauen	Summe	Promille
1315	Parkinsonkrankheit	1	0	1	0,55
1325	abnorme Bewegungen	1	0	1	0,55
1335	Multiple Sklerose	0	2	2	1,10
1370	Grand Mal Epilepsie	4	1	5	2,75
1380	Migräne	5	11	16	8,80
1390	Trigeminusneuralgie	0	1	1	0,55
1410	Nervenschmerz im Thoraxbereich	2	4	6	3,30
	Summe	13	19	32	17,60

Von den 25 Positionen, die der Code zur Verfügung stellt, wurden hier 7 verwendet, vor Tagbesuch 9. In der Häufigkeitsreihung lag die Gruppe vor Besuch bei Tag an 10. Stelle, hier liegt sie an 12. Stelle. Die Gruppenhäufigkeiten der beiden

Dienstabschnitte sind nicht statistisch signifikant verschieden. Ein signifikanter Unterschied zwischen den Geschlechtern ist, wie vor Besuch bei Tag, nicht gegeben. Die Klassifizierung 1380 (Migräne) zeigt, anders als in der Telephonanamnese bei Tag, keinen signifikanten Geschlechtsunterschied. Ebenso ergibt sich bei 1380 addiert zu 4585 (Kopfschmerz) kein statistisch signifikanter Geschlechtsunterschied. 1380, 1380 mit 4585 und 1410 (Nervenschmerz im Thoraxbereich) zeigen bei statistischem Vergleich mit der Telephonanamnese des Tagdienstes keine unterschiedliche Häufigkeit.

Augenerkrankungen

Code	Klassifizierung	Männer	Frauen	Summe	Promille
1555	Blindheit (auch akut)	0	1	1	0,55
1570	Conjunctivitis	1	1	2	1,10
1630	andere Augenerkrankungen	0	1	1	0,55
	Summe	1	3	4	2,20

Wie in der Telephonanamnese des Tagdienstes ist die akute Sehstörung eines der Hauptprobleme am Auge, die durch die Selektionsmechanismen eines Notdienstes durchdringen. Die kleinen Zahlen erlauben keine Vertiefung, die Gruppe steht an 18. Stelle aller Gruppen dieses Dienstabschnittes.

Ohrenerkrankungen

Code	Klassifizierung	Männer	Frauen	Summe	Promille
1735	Vertigo, Menière Krankheit	5	30	35	19,24
1760	Ohrenschmerz	1	2	3	1,65
	Summe	6	32	38	20.89

Von 17 möglichen Positionen wurden hier nur zwei verwendet. Der statistisch signifikante Geschlechtsunterschied mit Überwiegen der Frauen ist bei 1735 und in der Gesamtgruppe nachzuweisen. Obwohl unter den Ohrenerkrankungen klassifiziert, hat Vertigo als Symptom im Rahmen einer Anamnese zahlreiche Bedeutungen und ließe sich ebensogut den Symptomen des kardiovasculären oder orthopädischen Diagnosebereiches zuordnen. Das undifferenzierte Symptom ist mehrdeutig. Trotz seiner beträchtlichen Häufigkeit in diesem Zusammenhang wird 1735 signifikant seltener genannt als vor Besuch bei Tag.

Kardiovasculäre Erkrankungen

Code	Klassifizierung	Männer	Frauen	Summe	Promille
1910	erhöhter Blutdruck	6	12	18	9,90
1935	Hochdruckkrise	2	10	12	6,60
1940	Herzinfarkt	2	2	4	2,20
1945	Koronare Herzkrankheit	11	8	19	10,45
1950	Stenokardie	62	115	177	97,31
1955	Pulmonalembolie	1	3	4	2,20
1970	Herzklappenfehler	3	0	3	1,65
1980	Schenkelblock, WPW-Syndrom	1	0	1	0,55
1985	Paroxysmale Tachykardie	0	6	6	3,30
1995	Extrasystolie	1	2	3	1,65
2000	weitere Herzrhythmus-störungen	0	1	1	0,55
2005	Rechtsherzinsuffizienz	3	2	5	2,75
2010	Linksherzinsuffizienz	0	4	4	2,20
2015	Herzinsuffizienz ohne nähere Angabe	5	6	11	6,05
	Summe	97	171	268	147,36

Auch bei der nächtlichen Telephonanamnese sind kardiovasculäre Erkrankungen an zweiter Stelle aller Diagnosengruppen gereiht. Es liegt kein signifikanter Unterschied gegen den Dienstabschnitt Tag / vor Besuch vor. Von 25 verfügbaren Positionen wurden hier 14, vor Besuch bei Tag 15 verwendet. Die Mehrheit der umfangreichen Zuordnungsmengen ist identisch. Es liegen für die Gesamtgruppe keine statistisch signifikanten Geschlechtsunterschiede vor. Bei den Einzelklassifizierungen zeigt 1910 (erhöhter Blutdruck), mehr Männer, nicht aber in Summe mit 1935 (Hochdruckkrise): Der Geschlechtsunterschied ist dann wieder verschwunden. Während die Einzelklassifizierungen 1945 (Koronare Herzkrankheit) und 1950 (Stenokardie) für sich keinen signifikanten Unterschied ergeben, zeigt die Summe von 1940 (Herzinfarkt), 1945 und 1950 einen signifikanten Unterschied in Richtung männlicher Patienten. Es muß angenommen werden, daß die Telephonanamnese, aus welchen Gründen immer, bei Männern eine andere Richtung nimmt. Die Klassifizierungen der Rhythmusstörungen sind einzeln nicht testbar, bei Addition von 4600 (Tachykardie), 1980 (WPW - Syndrom), 1985 (Paroxysmale Tachykardie) und 1995 (Extrasystolie) – was der Unsicherheit der Telephondiagnostik der Herzrhythmusstörungen entspricht – zeigt sich kein signifikanter Unterschied zwischen den Geschlechtern. Die Summe der Herzinsuffizienzformen 2005, 2010 und 2015 ergibt im Test keinen signifikanten Geschlechtsunterschied. Im Vergleich zur Telephonanamnese im Tagdienst ergeben sich signifikante Unterschiede mit höherer Anzahl bei 1950 (Stenokardie) und der damit errechneten Summe 1940, 1945 und 1950, nicht aber bei 1940 addiert zu 1945 und den Blutdruckklassifizierungen 1910 und 1935. Die genannte Gruppe von Herzrhythmusstörungen 4600, 1980, 1985, 1995 ergibt keinen statistisch signifikanten Unterschied zu den

Angaben vor Besuch am Tag. Während 2005 (Rechtsherzinsuffizienz) und 2010 (Linksherzinsuffizienz) wegen kleiner Zahl nicht testbar sind, ergibt sich für 2015 (Herzinsuffizienz undefiniert) und für die Summe von 2005, 2010 und 2015 eine statistisch signifikante Erhöhung gegen Tag / vor Besuch.

Cerebrovasculäre Erkrankungen

Code	Klassifizierung	Männer	Frauen	Summe	Promille
2105	Cerebraler Insult	5	11	16	8,80
2110	TIA	2	5	7	3,85
2115	chronische cerebrale				
	Insuffizienz	3	4	7	3,85
	Summe	10	20	30	16,50

Wie in den bisher untersuchten Dienstabschnitten sind von den möglichen 4 Positionen der Diagnosengruppe die selben 3 verwendet worden, jedoch mit statistisch signifikantem Absinken des Anteils dieser Gruppe an der Gesamtzahl von Erkrankungen. Sie steht hier an 13. Stelle, bei Tag an 7. Stelle der Häufigkeitsreihung der Gruppen. Auch die Anzahl Klassifizierungen für 2105 (Cerebraler Insult) ist statistisch signifikant abgesunken und berechenbar, 2110 (TIA) läßt keine Berechnung zu. Die Geschlechtsverteilung in der Gruppe zeigt kein signifikantes Überwiegen, auch nicht für Einzelklassifizierungen wie 2105 oder die Summe von 2105 und 2110.

Peripher-vasculäre Erkrankungen

Code	Klassifizierung	Männer	Frauen	Summe	Promille
2220	Arteriosklerose	1	0	1	0,55
2225	Arterieller Verschluß				
	oder Stenose	1	2	3	1,65
2230	diabetische Angiopathie	0	1	1	0,55
2245	oberflächliche Phlebitis	1	0	1	0,55
2250	tiefe (Thrombo-) Phlebitis	1	2	3	1,65
2255	Ulcus varicosum	1	0	1	0,55
2310	Orthostasebeschwerden	0	1	1	0,55
	Summe	5	6	11	6,05

Von 23 Positionen der Gruppe wurden 7 verwendet, in der Anamnese des Tagdienstes nur 3. Dieser Unterschied ist wegen kleiner Anzahlen der Einzelklassifizierungen nicht sicher zu beurteilen, für die Gesamtgruppe auch nicht statistisch signifikant. Die Diagnosengruppe liegt an 16. Stelle der Reihung aller Gruppen.

Erkrankungen der Atemwege

Code	Klassifizierung	Männer	Frauen	Summe	Promille
2400	ob. Atemwegsinf.,Pharyngitis	3	4	7	3,85
2405	akute Sinusitis	1	0	1	0,55
2410	akute Tonsillitis	7	10	17	9,35
2415	Laryngitis, Epiglottitis	5	7	12	6,60
2420	akute Bronchitis	7	11	18	9,90
2460	Heuschnupfen	0	1	1	0,55
2475	Pneumonie	6	16	22	12,09
2480	grippaler Infekt	2	3	5	2,75
2495	Emphysem	2	0	2	1,10
2500	Bronchialasthma	54	60	114	62,67
2520	Pleuritis	0	3	3	1,65
	Summe	87	115	202	111,06

Von den 29 Positionen der Diagnosengruppe wurden 11 verwendet, vor Tagbesuch 12. Ein signifikantes Ansteigen der Zuordnungen zu dieser Gruppe drückt sich nicht in einer anderen Reihung aus als bei Tag: Die Gruppe steht neuerlich (hinter den Symptomen und den kardiovasculären Erkrankungen) an 3. Stelle. Ein signifikanter Geschlechtsunterschied für die Gruppe ist nicht zu belegen, wohl aber für die Klassifizierung 2420 (akute Bronchitis) bei zweimal mehr Männern. Diese überwiegen auch für 2400 addiert zu 2480. Im Test finden sich keine Geschlechtsunterschiede für 2410 (akute Tonsillitis), auch nicht für 2475 (Pneumonie) oder für 2500 (Bronchialasthma). Im Vergleich zum Angebot vor Tagbesuch findet sich ein signifikantes Absinken von 2400 (oberer Atemwegsinfekt, Pharyngitis), aber ein signifikantes Ansteigen von 2410 (akute Tonsillitis) und 2415 (Laryngitis, Epiglottitis). Die nächtlich erhöhte Inzidenz von 2415 ist ja in der Literatur beschrieben. Signifikant häufiger wurde auch 2500 (Bronchialasthma), signifikant seltener auch die Summe von 2400 und 2480 angeboten. Kein signifikanter Unterschied zur Telephonanamnese bei Tag ergab sich für 2420 (akute Bronchitis) und für 2475 (Pneumonie).

Erkrankungen des Verdauungssystems

Code	Klassifizierung	Männer	Frauen	Summe	Promille
2600	Zahnabszess	1	1	2	1,10
2615	Zahnerkrankung	1	0	1	0,55
2635	Mundaphthen	0	1	1	0,55
2675	Magengeschwür	2	1	3	1,65
2700	Gastritis	12	12	24	13,19
2705	Dyspepsie	1	1	2	1,10
2715	Appendicitis	6	6	12	6,60
2735	Hernie	1	0	1	0,55
2755	Ileus	2	3	5	2,75
2760	Divertikulose	0	1	1	0,55
2765	Obstipation	0	1	1	0,55
2770	Diarrhoe (ohne Erbrechen)	0	3	3	1,65
2780	Proctitis, Proctalgie	0	1	1	0,55
2815	Gallenstein	0	1	1	0,55
2825	akute Pankreatitis	0	2	2	1,10
2830	Haematemesis, Melaena	3	1	4	2,20
	Summe	29	35	64	35,19

Diese Diagnosengruppe umfaßt 49 Positionen, wovon hier 16 verwendet wurden, vor Hausbesuch bei Tag 18. Die geringe Erhöhung der Anzahlen für die Gesamtgruppe ergibt bereits einen statistisch signifikanten Unterschied zu den Tagesangaben vor Besuch. Die 6. Stelle in der Häufigkeitsreihung hat die Gruppe sowohl bei der Telephonanamnese bei Tag wie hier bei Nacht. Es gibt keine signifikanten Geschlechtsunterschiede für die Gruppe; auch nicht für die testbaren Zuordnungen 2700 (Gastritis), 2705 (Dyspepsie), und deren Summe. 2700 ist gegen die Anamnese bei Tag nicht signifikant verändert, dessen Summe mit 2705 gleichfalls nicht.

Erkrankungen des Urogenitalsystems, Gravidität

Code	Klassifizierung	Männer	Frauen	Summe	Promille
2910	akute Pyelitis	1	1	2	1,10
2930	Harnleiterstein	0	1	1	0,55
2935	Harnwegsinfekt	2	3	5	2,75
2950	Haematurie	1	2	3	1,65
2960	Prostatahypertrophie	2	0	2	1,10
2975	Hydrokele	1	0	1	0,55

Code	Klassifizierung	Männer	Frauen	Summe	Promille
3035	Adnexitis	0	1	1	0,55
3100	Dysmenorrhoe	0	1	1	0,55
3310	Abortus	0	1	1	0,55
3360	Komplikationen der Gravidität	0	2	2	1,10
3460	puerperale Mastitis	0	3	3	1,65
3490	Fieber post partum	0	2	2	1,10
	Summe	7	17	24	13,20

Diese Gruppe umfaßt 75 Positionen, von denen hier 12 verwendet wurden,
vor Besuch bei Tag 10. In der Reihung der Gruppen dieses Dienstabschnittes
nimmt sie die 14. Stelle ein, bei Tag vor Besuch die 24.; dennoch ergibt sich
kein signifikanter Unterschied der Häufigkeiten. Die Einzelzuordnungen 2910 und
2935 sind zu klein zum Test, ihre Summe ergibt keinen signifikanten Unterschied
gegen die Telephonanamnese vor Tagbesuch. Für die ganze Gruppe läßt sich der
Geschlechtsunterschied testen, der keine signifikanten Unterschiede zeigt.

Hauterkrankungen

Code	Klassifizierung	Männer	Frauen	Summe	Promille
3665	Kontaktdermatitis	0	2	2	1,10
3720	Neurodermitis	2	1	3	1,65
3775	Urticaria	1	2	3	1,65
	Summe	3	5	8	4,40

Die Gruppe liegt an 17. Stelle dieses Dienstabschnittes, vor Tagbesuch
gleichrangig mit anderen an 24. Stelle. Von 39 Positionen des Code wurden
nur 3 verwendet. Die kleinen Anzahlen ermöglichen keinen Test.

Erkrankungen des Bewegungsapparates

Code	Klassifizierung	Männer	Frauen	Summe	Promille
3910	Polyarthropathie, *alles tut weh*	0	6	6	3,30
3940	Gonarthrose	1	1	2	1,10
3980	Coxalgie	2	2	4	2,20
4005	lumbaler Discusprolaps	3	3	6	3,30
4010	Torticollis	3	5	8	4,40
4015	Ischias	15	33	48	26,39
4020	Kreuzschmerz	7	19	26	14,29
4030	Schulter-Arm-Syndrom	2	2	4	2,20

Code	Klassifizierung	Männer	Frauen	Summe	Promille
4035	Epicondylitis humeri	0	1	1	0,55
4055	Bursitis	0	1	1	0,55
4080	Beinschmerzen	1	7	8	4,40
	Summe	34	81	115	62,68

Die Gruppe nimmt hier, wie vor Tagbesuch, die 4.Stelle der Gruppenreihung ein. Von 49 möglichen Positionen des Code wurden 11 verwendet. Es besteht ein signifikanter Unterschied der Häufigkeiten in den beiden verglichenen Dienstabschnitten, bei größerer Anzahl tags. Die testbaren Einzelzuordnungen 4015, 4020 und 4080 sind nicht signifikant unterschiedlich gegen die Telephonanamnese vor Tagbesuch. In der Gruppe und den genannten Einzelzuordnungen finden sich keine signifikanten Geschlechtsunterschiede.

Einzelsymptome und schlecht definierbare Beschwerden

Code	Klassifizierung	Männer	Frauen	Summe	Promille
4500	Kollaps	23	46	69	37,93
4505	Schüttelfrost	0	3	3	1,65
4510	Schwindel,Benommenheit	3	6	9	4,65
4515	Schlaflosigkeit	1	0	1	0,55
4520	Fieber ohne sonst. Befund	93	110	203	111,60
4525	Schwäche	3	11	14	7,70
4540	Gangstörung, Ataxie	0	2	2	1,10
4545	Parästhesien	1	1	2	1,10
4550	unspezifischer Ausschlag	1	1	2	1,10
4555	Ödeme	0	1	1	0,55
4575	Ernährungsproblem	0	1	1	0,55
4585	Kopfschmerz	0	7	7	3,85
4600	Herzklopfen	7	16	23	12,64
4620	Dyspnoe	42	84	126	69,27
4630	Husten	2	2	4	2,20
4635	Hämoptyse	1	2	3	1,65
4640	Schmerzen im Brustkorb, Pleurodynie	9	21	30	17,04
4645	Schluckauf	1	1	2	1,65
4655	Übelkeit	14	34	48	26,39

Code	Klassifizierung	Männer	Frauen	Summe	Promille
4665	Flatulenz	0	1	1	0,55
4675	Nierenkolik	46	32	78	42,88
4685	Harnverhaltung	7	2	9	4,95
4700	Bauchkolik, Gallenkolik	62	98	160	87,96
4715	Aszites	1	0	1	0,55
	Summe	317	482	799	421,37

Die Gruppe liegt weitaus an der Spitze der Häufigkeitsreihung dieses Dienstabschnittes. Über 40% aller Erstzuordnungen erfolgen in Symptomen, die hier gereiht sind. Weitere Symptomklassifizierungen sind auch in anderen Abschnitten des Code verwendet worden. Wieder ist der beste Weg für das Erstellen der Telephonanamnese in der Darstellung von Symptomen gefunden worden.

Die Gesamtgruppe zeigt keine signifikant unterschiedliche Anzahl gegen den Tagdienst vor Besuch. Statistisch signifikant erhöht sind gegen Tag / vor Besuch die Zuordnungen 4675 (Nierenkolik), 4655 (Übelkeit) und 4700 (Bauchkolik, Gallenkolik). Keinen signifikanten Unterschied ergeben die Tests bei 4500 (Kollaps), 4520 (Fieber ohne sonstigen Befund), 4600 (Herzklopfen) und 4620 (Dyspnoe). Ein Geschlechtsunterschied findet sich bei 4675 (Nierenkolik) mit Überwiegen der Männer. Im Test sind keine Geschlechtsunterschiede nachzuweisen für 4500, 4520, 4600, 4620, 4655 und 4700. Von den 44 verfügbaren Positionen des Code wurden 24 verwendet.

Trauma

Code	Klassifizierung	Männer	Frauen	Summe	Promille
5025	Schlüsselbeinbruch	0	1	1	0,55
5060	Bruch eines Unterschenkelknochens	0	1	1	0,55
5140	Hüftprellung	0	1	1	0,55
5220	Verbrennung	0	1	1	0,55
5260	Allergische Reaktion	2	3	5	2,75
5280	Verkehrsunfall	0	1	1	0,55
5295	Vergiftung (nicht medikamentös)	2	0	2	1,10
5325	Medikamentenvergiftung durch Überdosis	0	2	2	1,10
5340	kriminelle Verletzung	0	1	1	0,55
	Summe	4	13	17	39,05

Die Gruppe liegt an 5. Stelle der Häufigkeitsreihung dieses Dienstabschnittes. Die Gesamtsumme der Gruppe ist signifikant höher als die des vergleichbaren Dienstabschnittes vor Tagbesuch. Frauen überwiegen signifikant gegen Männer, vor Tagbesuch war es umgekehrt.

Medikamentenallergie

Code	Klassifizierung	Männer	Frauen	Summe	Promille
5900	Penicillinallergie	0	1	1	0,55
5265	Medikamentenallergie	0	2	2	1,10

Lebensereignisse

Code	Klassifizierung	Männer	Frauen	Summe	Promille
7150	Erkrankung in der Schwangerschaft	0	3	3	1,65

Die Gruppen liegen, wie schon in den anderen Dienstabschnitten, nahe dem Ende der Häufigkeitsreihung. Tests sind nicht durchführbar.

Operationen und deren Folgen oder Indikationen

Code	Klassifizierung	Männer	Frauen	Summe	Promille
7615	Z.n.Cataractextraktion	0	1	1	0,55
7705	Tracheostoma	1	0	1	0,55
7720	Z.n. Zahnextraktion	0	1	1	0,55
7745	Schrittmacher	2	1	3	1,65
7750	Z.n. Herzoperation	1	0	1	0,55
7765	Z.n. Lobektomie	1	0	1	0,55
7770	Z.n. Pneumonektomie	0	1	1	0,55
7775	Z.n. Lungenoperation	1	0	1	0,55
7805	akutes Abdomen	1	1	2	1,10
7815	Z.n. Gastrektomie	1	0	1	0,55
7830	Z.n. Appendektomie	0	2	2	1,10
7890	Z.n. Cholecystektomie	0	1	1	0,55
7905	Z.n. operat. Aortenersatz	1	0	1	0,55
7965	Z.n. Prostatektomie	1	0	1	0,55
8040	Z.n. Hysterektomie	0	1	1	0,55
8120	Z.n. operat. Hüftersatz	1	0	1	0,55
8280	Dauerkatheter	14	6	20	11,00
	Summe	25	15	40	32,00

Diese Gruppe liegt vor Besuch bei Tag an 17. Stelle der Gruppenhäufigkeiten, hier liegt sie an 7. Stelle. Dies drückt sich auch in einer signifikant erhöhten Häufigkeit der Gesamtgruppe aus. Dieser Unterschied betrifft nicht die Zuordnung 8280 (Dauerkatheter), mit der meist das Bedürfnis nach Wartung oder Austausch eines Dauerkatheters ohne weitere Umschreibung ausgedrückt wird. Signifikante Geschlechtsunterschiede sind für die Gesamtgruppe nachzuweisen, in der die Männer überwiegen, aber auch für 8280 Dauerkatheter, mit gleichfalls mehr Männern.

6.4.2 Zusammenfassung und Schlußfolgerungen über die Telephonanamnese

Die Bearbeitung der Angaben vor Besuch ist stets eine Auseinandersetzung mit
der Arbeit des Telephonarztes: Er wählt ja die Bezeichnungen für jene Auswahl
von Erkrankungen, die aus der Bevölkerung an ihn herangetragen wird. Die diagnostische Schablone, die er anwendet, bleibt in den Aufzeichnungen und ist für
unsere Studie zugänglich. Für seine Zwecke erwartet er aus der Bezeichnung eine
ausreichende Information zur Frage der Notwendigkeit und Dringlichkeit des Besuches: Ein Einsatzwagen des ärztliche Notdienstes setzt sich in Bewegung, wenn
ein medizinisches Anliegen nur durch Hausbesuch zu klären oder zu erfüllen ist. Er
setzt sich schneller in Fahrt, wenn Gefahr im Verzug sein könnte, wenn verspätetes
Eintreffen eine Gefährdung des Patienten bedeuten könnte. Die Klassifizierungen
des Notdienstes sind sicher auch unter diesem Aspekt, nicht nur unter dem zweifellos gleichfalls gültigen der diagnostischen Wahrhaftigkeit erstellt worden.

Die diagnostischen Begriffe, die unter diesen pragmatischen Rahmenbedingungen für die telephonisch mitgeteilte Erkrankung verwendet werden, sind ein
Spiegel der Konvention, nach der die Gruppe der Telephonärzte gewohnt ist, zu
verfahren. Im Rahmen von Dienstbesprechungen muß auch zwischen diesem Kreis,
der keine organisierte Rückkoppelung nach dem Besuch erfährt, und den hausbesuchenden Ärzten, ein Gedankenaustausch stattfinden. Rückkoppelungsmecha-
nismen dürften aber vor allem bei groben und bedrohlichen Fehlbeurteilungen
stattfinden: *Wir haben damit im Telephonarztvokabular ein ausgewähltes Spra-
chinstrument zu sehen, das nach Art darwinistischer Selektion unter Druck und
Kritik eines funktionierenden Systems und seiner Benützer die für seine Zwecke
günstigste Ausformung unter Bedingungen dieses medizinischen Weltbildes erfahren hat.*

Die Häufigkeitslisten diagnostischer Zuordnungen, erstellt aus den epidemiologischen Ergebnissen, ermöglichen weitere Informationen über die untersuchten
Dienstabschnitte und die Funktion des Notdienstes.: So sind die *zehn häufigsten
diagnostischen Zuordnungen* vor Besuch in Tag- und Nachtdienst gleich, obwohl
teilweise verschieden gereiht. Der Notdienst hat aus der Sicht der Telephonärzte
ein gleichartiges epidemiologisches Profil bei Tag und Nacht. Ob dies der Realität
entspricht, wird sich aus den Häufigkeitsverteilungen nach Besuch ergeben. Unter
den *ersten 50 Zuordnungen* der Häufigkeitsliste stehen bei Tag und Nacht zwei
pragmatische Klassifizierungen: 520, Krebsschmerz, Injektion; und 8280 Dauerkatheter. Es finden sich aber in dieser Gruppe bei Tag 30 Symptomklassifizierungen,
bei Nacht nur 19. Das diagnostische Repertoire bei Nacht enthält vor Besuch weit
mehr assertive Zuordnungen zu Diagnosenbegriffen wie 1985 Paroxysmale Tachykardie, 2415 Laryngitis, Epiglottitis oder 55 Meningitis. Der Telephonarzt im
Tagdienst verbirgt diese Aussagen wahrscheinlich hinter Zuordnungen wie 4600
Herzklopfen, 4620 Dyspnoe oder einer Fieberklassifizierung. Der Unterschied zwischen den verwendeten Krankheitsbegriffen liegt in der, einer solchen Diagnose
eindeutig zugeschriebenen, Dringlichkeit. Vielleicht ist dies der Hauptgrund für
die Verwendung von expliziten, vielleicht überinterpretierten Begriffen: Dringlich-

keit gilt, wie oben aus der Literatur zitiert, als wichtigstes Motiv fir Hausbesuche außerhalb der üblichen Zeiträume.

Die bei Tag und Nacht vor Besuch überwiegende Verwendung von Symptomen und pragmatischen Handlungsanweisungen spiegelt das Denken des alltäglich in der Medizin tätigen Kollegen: Er ist dabei merklich von der Beschwerdeschilderung des Patienten mitbetroffen. Er übernimmt in erster Näherung die Erlebnisse des Patienten und zeichnet sie in ersten Sprachaussagen nach. Auch andere Untersuchungen oder Berichte über die frühe Phase ärztlicher, besonders primärärztlicher Diagnostik stellen diese als symptomgesteuert, reguliert vom Erleben des Patienten und fern der Festlegung auf definitive Diagnosenbegriffe dar. Dieses Verfahren ermöglicht, einen größeren Handlungsspielraum der diagnostischen Bemühungen offenzuhalten: *Die Diagnose soll Festlegung sein; die Symptome sollen den diagnostischen Prozeß steuern.* Die einfachen und knappen Mitteilungen von Symptomen fordern zu ärztlichem Handeln in einem klar definierten Rahmen auf. Daß sie die Dringlichkeit der Intervention steuern, wird uns noch beschäftigen.

Der Handlungsspielraum, den ein Symptom umschreibt, ist weiter als der einer Diagnose: stehen doch Symptome wie Präkordialschmerz und Vertigo in Lehrbüchern sowohl der Kardiologie, Angiologie, Rheumatologie, Neurologie und anderer Disziplinen: das undifferenzierte Symptom hat mehrfache Bedeutung.

Für den Notdienst entsteht der Eindruck, daß wir besonders in seinen Symptombezeichnungen ein Register von handlungsleitenden Begriffen studieren können, dessen Häufigkeitsverteilung vom System nach den Gesetzen der Fälleverteilung geprägt wird: Der Notarzt in seiner Funktion erwirbt ein spezifisches Handlungs- und Bezeichnungsregister, das die Epidemiologie, aber auch die Handlungsvariablen von intensiverer oder einfacher ärztlicher Bemühung nachzeichnet.

In der Dokumentation der Telephondiagnostik erleben wir die Frühphase des diagnostischen Prozesses in schriftlich niedergelegten Einzelschritten, gesteuert von der Bedeutung der Symptome im erlebten System. Diese Bedeutung läßt sich in Begriffen der Häufigkeit nachzeichnen. Das Symptom hat, wie jeder Krankheitsbegriff, im fällestatistischen Denken einen impliziten Platz in mehreren Häufigkeitssystemen:

- Wie oft ist eine solche Vorangabe wirklich gültig, wie oft wird sie bei weiterer Auseinandersetzung mit dem Patienten (beim Besuch) bestätigt? (Relevanz des Symptoms).

- Wie ist die Häufigkeitsverteilung von handlungsändernden und handlungsneutralen Entwicklungen aus dem Symptom?

  (Wieviel abwendbar gefährliche Verläufe, wieviel undringliche oder nicht einmal therapiebedürftige Anteile?).

  Welche Häufigkeiten weiterer Krankheitsentwicklung bestimmen also die Dringlichkeit der Intervention?

  (Prognostische Aussagekraft des Symptoms in pragmatischer Sicht).

• Die Häufigkeit der diagnostischen Folgerungen aus dieser Erstaussage im gegebenen System medizinischer Versorgung und seiner Epidemiologie.

Die vorliegende Untersuchung wird diese Aspekte in weiteren Kapiteln zu klären suchen.

6.4.3 Häufigkeiten

Häufigkeitsreihung der diagnostischen Zuordnungen vor Besuch bei Nacht mit einer Häufigkeit über 1

Code	Klassifizierung	Häufikeit
4520	Fieber ohne sonstigen Befund	203
1950	Stenokardie	177
4700	Bauchkolik, Gallenkolik	160
4620	Dyspnoe	126
2500	Asthma bronchiale	114
4675	Nierenkolik	78
4500	Kollaps	69
4015	Ischias	48
4655	Übelkeit	48
1735	Vertigo, Menière Krankheit	35
520	Krebsschmerz, Injektion nötig	34
15	Durchfall und Erbrechen	32
4640	Schmerzen im Brustkorb	30
4020	Kreuzschmerz	26
2700	Gastritis	24
4600	Herzklopfen	23
2475	Pneumonie	22
720	Diabetes mellitus	20
8280	Dauerkatheter	20
1945	Koronare Herzkrankheit	19
1910	erhöhter Blutdruck	18
2420	akute Bronchitis	18
2410	akute Tonsillitis	17
1380	Migräne	16
2105	Cerebraler Insult	16
4525	Schwäche	14

Code	Klassifizierung	Häufikeit
1935	Hochdruckkrise	12
2415	Laryngitis, Epiglottitis	12
2715	Appendicitis	12
2015	Herzinsuffizienz ohne nähere Angabe	11
4510	Schwindel, Benommenheit	9
4685	Harnverhaltung	9
440	Bronchusca	8
4010	Torticollis	8
4080	Beinschmerzen	8
2110	TIA	7
2115	chron. cerebrale Insuffizienz	7
2400	ob. Atemwegsinf., Pharyngitis	7
4585	Kopfschmerz	7
55	Meningitis	6
1410	Nervenschmerz im Thoraxbereich	6
1985	Paroxysmale Tachykardie	6
3910	Polyarthropathie, *alles tut weh*	6
4005	lumbaler Discusprolaps	6
1040	Angstzustand	5
1370	Grand Mal Epilepsie	5
2005	Rechtsherzinsuffizienz	5
2480	grippaler Infekt	5
2755	Ileus	5
2935	Harnwegsinfekt	5
5260	Allergische Reaktion	5
485	Prostataca	4
770	Gichtanfall	4
1940	Herzinfarkt	4
1955	Pulmonalembolie	4
2010	Linksherzinsuffizienz	4
2830	Haematemesis, Melaena	4
3980	Coxalgie	4
4030	Schulter- Arm- Syndrom	4
4630	Husten	4
90	Zoster	3
725	Hypoglykämie	3
1035	andere nicht-organische Psychosen	3

Code	Klassifizierung	Häufikeit
1045	Angstanfall	3
1060	neurotische Depression	3
1065	Neurasthenie	3
1760	Ohrenschmerz	3
1970	Herzklappenfehler	3
1995	Extrasystolie	3
2225	arterieller Verschluß oder Stenose	3
2250	tiefe (Thrombo-) Phlebitis	3
2520	Pleuritis	3
2675	Magengeschwür	3
2770	Diarrhoe (ohne Erbrechen)	3
2950	Haematurie	3
3460	puerperale Mastitis	3
3720	Neurodermitis	3
3775	Urticaria	3
4505	Schüttelfrost	3
4635	Hämoptyse	3
6285	Erkrankung in Schwangerschaft	3
7745	Schrittmacher	3
40	Keuchhusten	2
405	Ösophagusca	2
1005	Delirium tremens	2
1100	Alkoholismus	2
1115	akute Alkoholvergiftung	2
1335	Multiple Sklerose	2
1570	Conjunctivitis	2
2495	Emphysem	2
2600	Zahnabszess	2
2705	Dyspepsie	2
2825	akute Pankreatitis	2
2910	akute Pyelitis	2
2960	Prostatahypertrophie	2
3490	Fieber post partum	2
3665	Kontaktdermatitis	2
3940	Gonarthrose	2
4540	Gangstörung, Ataxie	2
4545	Parästhesien	2
4550	unspezifischer Ausschlag	2
4645	Schluckauf	2

Code	Klassifizierung	Häufikeit
5265	Medikamentenallergie	2
5295	Vergiftung (nicht medikamentös)	2
5325	Medikamentenvergiftung durch Überdosis	2
7805	akutes Abdomen	2
7830	Z.n. Appendektomie	2
	Gesamtsumme	1816

6.5 Diagnostische Zuordnungen nach Arztbesuch bei Nacht

Diese Vergleichsserie von diagnostischen Ergebnissen berichtet noch einmal über Klassifizierungen nach Hausbesuch: diesmal im Rahmen des nächtlichen Hausbesuches. Vergleiche sind mit der Telephonanamnese bei Nacht zulässig: um deren Effizienz zur Vorausdiagnostik zu überprüfen oder zu widerlegen; oder mit den Ergebnissen der Tagbesuche: um für den Notdienst gültige Aussagen über den Unterschied der Erkrankungen bei Tag oder Nacht zu erhalten.

6.5.1 Die diagnostischen Zuordnungen

Codierung, Häufigkeiten, Geschlechterverteilung und Promille der Summen als Anteil aller diagnostischen Zuordnungen

Code	Klassifizierung	Männer	Frauen	Summe	Promille
	Gesamtsumme	364	587	951	
	rechnerische Summe				995

Infektiöse und parasitäre Erkrankungen

Code	Klassifizierung	Männer	Frauen	Summe	Promille
5	Salmonellenenteritis	1	0	1	1,05
15	Durchfall und Erbrechen	17	23	40	41,88
50	Erysipel	0	2	2	2,09
55	Meningitis	1	0	1	1,05
75	Varicellen	1	1	2	2,09
90	Zoster	0	1	1	1,05

Code	Klassifizierung	Männer	Frauen	Summe	Promille
115	Roseola infantum	0	1	1	1,05
130	infektiöse Hepatitis	0	1	1	1,05
180	andere Virusinfekte	2	2	4	4,19
240	Hautpilz	1	0	1	1,05
270	Läuse	1	0	1	1,05
291	Polio-Spätfolgen	0	1	1	1,05
	Summe	24	32	56	58,65

Von 55 möglichen Positionen des Code wurden in diesem Dienstabschnitt 12 verwendet. Nach ärztlicher Beurteilung scheinen andere Diagnosenbegriffe auf, (240, 270) als in der Telephonanamnese verwendet wurden. Wie nach dem Tagbesuch erscheint die Gruppe an 6. Stelle der Häufigkeitsreihung aller Gruppen des Dienstabschnittes. Die Häufigkeit der Zuordnung zu dieser Gruppe ist im Vergleich zur Telephonanamnese signifikant gestiegen, wahrscheinlich auf Kosten von Symptomklassifizierungen. Signifikant zugenommen haben auch die Zahlen der Einzelklassifizierungen 15 und 15 addiert zu 2770 (Durchfall ohne Erbrechen). Im Vergleich zur Beurteilung nach Tagbesuch ergibt sich kein signifikanter Unterschied für die Gesamtgruppe oder für die genannten Einzelklassifizierungen.

Wie nach Tagbesuch wurden signifikant mehr Frauen als Männer mit Code 15 addiert zu 2770, nicht aber für 15 allein, klassifiziert. Die Gesamtgruppe zeigt jedoch, wie in allen Dienstabschnitten, keine signifikante Bevorzugung eines Geschlechtes.

Neoplasmen

Code	Klassifizierung	Männer	Frauen	Summe	Promille
405	Ösophagusca	2	0	2	2,09
410	Magenca	0	2	2	2,09
415	Colonca	0	1	1	1,05
420	Rectumca	0	1	1	1,05
430	Pankreasca	1	1	2	2,09
440	Bronchusca	1	5	6	6,28
445	Knochengeschwulst	1	0	1	1,05
465	Mammaca	0	1	1	1,05
470	Collumca Uteri	0	2	2	2,09
475	Corpusca Uteri	0	2	2	2,09
485	Prostataca	4	0	4	4,19
495	Vulvaca	0	1	1	1,05
510	Hirntumor	1	0	1	1,05
515	andere Primärtumoren	1	0	1	1,05
520	Krebsschmerz, Injektion nötig	2	2	4	4,19
525	Lebermetastasen	0	1	1	1,05
	Summe	13	19	32	33,51

Von 38 möglichen Positionen des Code wurden 16 verwendet. Die Schmerzbehandlung, explizit dokumentiert in der vom Autor umgewidmeten Klassifizierung 520, liegt, wie erwähnt, als Hauptgrund aller Interventionen nahe. Die häufigst behandelte Geschwulst, die ausgewiesen ist, ist das Bronchuscarcinom, gefolgt vom Prostatacarcinom. Im Tagdienst findet sich eine Bevorzugung des Coloncarcinoms, gefolgt von den hier führenden Diagnosen. Die Gruppensumme nach Besuch zeigt keinen statistisch signifikanten Unterschied gegen die Häufigkeit vor Besuch. Auch der Häufigkeitsvergleich zwischen den Beurteilungen nach Tagbesuch und nach Nachtbesuch zeigt keinen statistisch signifikanten Unterschied. Nach Nachtbesuch finden sich signifikant mehr Frauen als Männer in der Gruppe, ein ähnlicher Unterschied vor Besuch war nicht signifikant.

Endokrine und metabolische Erkrankungen

Code	Klassifizierung	Männer	Frauen	Summe	Promille
720	Diabetes mellitus	7	6	13	13,61
725	Hypoglykämie	1	2	3	3,14
770	Gichtanfall	0	1	1	1,05
	Summe	8	9	17	17,80

Wie in allen anderen Dienstabschnitten sind nur 3 der möglichen 18 Zuordnungen dieser Diagnosengruppe des Code verwendet worden. Im Vergleich zur Summe vor Nachtbesuch und im Vergleich zur Beurteilung nach Tagbesuch zeigen sich keine signifikanten Unterschiede. In den Geschlechtszuordnungen findet sich in der Gruppe und den genannten Einzelzuordnungen kein signifikanter Unterschied. Wird zu 720 und 725 auch 4805 (Hyperglykämie) hinzugezählt, so ergibt sich für den hier untersuchten Nachtdienst ein signifikantes Überwiegen der Frauen. Die Addition erscheint erlaubt, weil alle hier kombinierten Einzelzuordnungen stets allein in der Studie erscheinen.

Bluterkrankungen

Code	Klassifizierung	Männer	Frauen	Summe	Promille
900	Eisenmangelanämie	0	1	1	1,05
926	Purpura	1	0	1	1,05
	Summe	1	1	2	2,10

Die kleinen Anzahlen lassen weiterhin keine statistischen Untersuchungen zu.

Psychische Störungen und Erkrankungen

Code	Klassifizierung	Männer	Frauen	Summe	Promille
1020	Schizophrenie	0	1	1	1,05
1025	psychotische Depression	2	1	3	3,14
1040	Angstanfall	1	2	3	3,14
1045	Angstzustand	1	2	3	3,14
1060	neurotische Depression	2	5	7	7,33
1065	Neurasthenie	3	8	11	11,52
1080	Persönlichkeitsstörung	0	1	1	1,05
1100	Alkoholismus	5	1	6	6,28
1115	akute Alkoholvergiftung	2	1	3	3,14
1140	Nikotinvergiftung	0	1	1	1,05
1150	Hyperventilation	1	0	1	1,05
1155	Herzneurose	1	2	3	3,14
1310	senile Demenz	1	0	1	1,05
	Summe	19	25	44	46,08

Die Gruppe läßt 44 Klassifizierungen zu, von denen hier 13 verwendet wurden, nach Taghausbesuch 10. Als weitaus häufigste Klassifizierung wird 1065 (Neurasthenie) verwendet. Die Häufigkeit von Zuordnungen zu dieser diagnostischen Gruppe ist nach Besuch bei Tag wie bei Nacht signifikant häufiger als vor Besuch. Die Zuordnung zu dieser Gruppe ist bei Nacht signifikant häufiger als bei Tag. Bei Nacht wird signifikant häufiger als bei Tag die Zuordnung 1060 (neurotische Depression) verwendet. Eingedenk der permanenten Debatte über den Depressionsbegriff wurde auch die Summe von 1060 und 1025 (psychotische Depression) getestet, wobei der signifikante Unterschied bestehen bleibt.

Die Gruppe zeigt in diesem so wie in allen anderen untersuchten Dienstabschnitten keinen signifikanten Geschlechtsunterschied. Die absolute Häufigkeit diagnostischer Zuordnungen zu dieser Gruppe erscheint trotz Anstieg gegen den Tagdienst niedrig, wenn international anerkannte Klassifizierungen aus Allgemeinpraxen herangezogen werden. Die besondere subjektive Komponente und Variabilität solcher Klassifizierungen wird allerdings gerade in den genannten Studien (etwa der britischen National Morbidity Study) betont.

Erkrankungen des Nervensystems

Code	Klassifizierung	Männer	Frauen	Summe	Promille
1315	Parkinsonkrankheit	0	2	2	2,09
1335	Multiple Sklerose	1	1	2	2,09
1370	Grand Mal Epilepsie	2	2	4	4,19
1380	Migräne	4	3	7	7,33
1410	Nervenschmerz im Thoraxbereich	6	16	22	23,04
1415	periphere Nervenläsion	1	1	2	2,09
	Summe	14	25	39	40,83

Von 25 Positionen, die der Code ermöglicht, sind 6 verwendet worden, nach Hausbesuch bei Tag waren es gleichfalls 6, wenn auch in den kleinen Zahlen andere, Zuordnungen. Die Anzahl von Patienten, die dieser Gruppe zugeordnet wurden, war nach Besuch bei Nacht signifikant höher als vor Besuch. Im Vergleich mit den Ergebnissen der gesamten Gruppe nach Hausbesuch bei Tag findet sich gleichfalls ein signifikanter Unterschied. Dies geht einher mit einer signifikanten Erhöhung bei Nervenschmerzen im Thoraxbereich, die sowohl im Verhältnis zur Anamnese bei Nacht wie im Verhältnis zum Ergebnis nach Besuch bei Tag erhöhte Zahlen aufweisen. Nur ein Teil dieser Ergebnisse entsteht bei genauerer Nachschau aus der Fehlinterpretation von Pseudostenokardien. Es entsteht auch der Eindruck, daß der Telephonarzt alle Arten thorakaler Schmerzereignisse großzügig besuchen läßt, um kein unnützes Risiko einzugehen, und daß diese Risikoabsicherung nachts verstärkt erfolgt: Als Ergebnis finden sich in den diagnostischen Ergebnissen bei Nacht die höchsten Anzahlen auch der gefahrlosen thorakalen Schmerzereignisse.

Bei 1380 (Migräne) ergibt sich kein signifikanter Unterschied zu den Anzahlen nach Tag- oder vor Nachtbesuch. Bei Hinzunahme von 4585 (Kopfschmerz) ergibt sich eine signifikant erhöhte Anzahl von Zuordnungen nach Besuch gegen die Telephonanamnese bei Nacht.

Die Gruppe zeigt keine signifikanten Geschlechtsunterschiede; auch nicht für die einzeln getestete Klassifizierung 1410, die allein ausreichend große Anzahlen für den Test bietet.

Augenerkrankungen

Code	Klassifizierung	Männer	Frauen	Summe	Promille
1570	Iritis	0	1	1	1,05

Die Ergebnisse für diese diagnostische Gruppe sind weiterhin auf vereinzelte Befunde beschränkt. Die Gruppe reiht an 20. Stelle der Häufigkeiten.

Ohrenerkrankungen

Code	Klassifizierung	Männer	Frauen	Summe	Promille
1710	akute Otitis Media	0	3	3	3,14
1735	Vertigo,				
	Menière Krankheit	2	8	10	10,47
	Summe	2	11	13	13,61

Diese Gruppe ist durch Aufnahme eines unspezifischen, keineswegs nur otologischen Symptoms übergroß geraten. Sie steht an 15. Stelle der Häufigkeitsskala. Gegen die Anamnese vor Hausbesuch ergibt sich kein signifikanter Unterschied, auch nicht gegen die Ergebnisse nach Hausbesuch bei Tag. Dies gilt sowohl für die Gruppe, wie für 1735. Die geringe Abklärung gegen den Vorbefund ergibt die Frage, wie weit ein Notdienst diagnostizieren kann oder soll, wenn das Symptom gut behandelbar und die Abklärung komplex ist. Eine Testung von Geschlechtsunterschieden unterbleibt durch die kleine Anzahl.

Kardiovasculäre Erkrankungen

Code	Klassifizierung	Männer	Frauen	Summe	Promille
1910	erhöhter Blutdruck	3	21	24	25,13
1915	Hochdruck mit				
	Herzinsuffizienz	0	1	1	1,05
1935	Hochdruckkrise	2	9	11	11,52
1940	Herzinfarkt	4	9	13	13,61
1945	Koronare Herzkrankheit	1	3	4	4,19
1950	Stenokardie	24	31	55	57,59
1955	Pulmonalembolie	1	3	4	4,19
1970	Herzklappenvitium	0	1	1	1,05
1980	WPW-Syndrom	1	0	1	1,05
1985	Paroxysmale Tachykardie	1	6	7	7,33
1990	Vorhofflimmern	0	2	2	2,09
1995	Extrasystolie	3	1	4	4,13
2005	Rechtherzinsuffizienz	1	2	3	3,14
2010	Linksherzinsuffizienz	3	8	11	11,52
2015	Herzinsuffizienz				
	ohne nähere Angabe	3	11	14	14,66
	Summe	47	108	155	162,25

Die Diagnosengruppe umfaßt 25 Positionen, von denen hier 15 verwendet wurden, vor Besuch bei Nacht 14, nach Besuch bei Tag 15. Anders als in den sonstigen Dienstabschnitten steht die Gruppe an dritter Stelle der Häufigkeitsliste, sonst an zweiter. Hier wird sie von verbleibenden Einzelsymptomen überholt. Im Vergleich zur Telephonanamnese bei Nacht und zum diagnostischen Ergebnis nach Tagbesuch ergibt sich kein statistisch signifikanter Unterschied für die Gruppe und für 1935, wie für die Einzelklassifizierungen 1940, 1945, und 1950. Auch die

Addition der drei letztgenannten gibt keinen Unterschied im Vergleich. Bei 1995, sowie bei Addition der Klassifizierungen 4600, 1980, 1985 und 1995 ergibt sich kein signifikanter Unterschied; auch nicht bei Hinzunahme von 1990. Auch für die Herzinsuffizienzklassifizierungen 2010, 2015 und deren Summe mit 2005 ergeben sich im beschriebenen Bereich keine signifikanten Unterschiede. Signifikante Geschlechtsunterschiede finden sich bei 1950 (Stenokardie) (in diesem Dienstabschnitt mehr Männer) und bei der Summe von 1950 mit 1945 und 1940 (mehr Männer). Bei 1910 und 1910 addiert zu 1935 findet sich ein signifikanter Unterschied mit einer Mehrzahl von Frauen bei Nacht. Für die Herzinsuffizienzklassifizierung 2015, auch kombiniert mit 2005 und 2010 ergibt sich kein signifikanter Geschlechtsunterschied.

Cerebrovasculäre Erkrankungen

Code	Klassifizierung	Männer	Frauen	Summe	Promille
2105	Cerebraler Insult	3	2	5	5,24
2110	TIA	2	6	8	8,38
2115	chronische cerebrale				
	Insuffizienz	4	7	11	11,52
	Summe	9	15	24	25,14

Die Diagnosengruppe liegt an 12. Stelle dieses Dienstabschnittes, nach Hausbesuch bei Tag an 7. Stelle. Neuerlich sind von 4 Positionen der Gruppe 3 verwendet worden. Der niedrigere Promilleanteil entspricht einem statistisch signifikanten Unterschied gegen die Ergebnisse im Tagdienst. Im Verhältnis zur Telephonanamnese ergibt sich kein signifikanter Unterschied. Die Einzelklassifizierung 2105 (Cerebraler Insult) und deren Summe mit 2110 (TIA) ist statistisch signifikant erhöht gegen die Ergebnisse des Taghausbesuchs. Dies trifft nicht zu für 2110 (TIA) allein. Zwischen Anamnese und Besuch sind für die genannten Klassifizierungen und deren Kombinationen keine signifikanten Unterschiede zu errechnen. Für die Gesamtgruppe ist keine Signifikanz der Geschlechtsunterschiede nachzuweisen, bei den Einzelklassifizierungen unterbleibt die Berechnung wegen zu kleiner Zahl.

Peripher-vasculäre Erkrankungen

Code	Klassifizierung	Männer	Frauen	Summe	Promille
2220	Claudicatio Intermittens	1	0	1	1,05
2225	Arterieller Verschluß oder Stenose	0	1	1	1,05
2230	andere periphere Arteriopathien	0	1	1	1,05
2245	oberflächliche Phlebitis	0	1	1	1,05
2250	tiefe (Thrombo-) Phlebitis	1	0	1	1,05
2255	Ulcus varicosum	0	1	1	1,05
2310	Orthostasebeschwerden	0	1	1	1,05
	Summe	2	5	7	7,35

Die Diagnosengruppe steht an 17. Stelle der Häufigkeitsreihung. Von 23 möglichen Positionen wurden 7 verwendet, nach Besuch bei Tag 8. Der Promilleanteil gegen die Ergebnisse nach Hausbesuch bei Tag ist niedriger und der Unterschied erreicht statistische Signifikanz. Die Klassifizierung 2255 (Ulcus varicosum) ist in diesem Dienstabschnitt auf signifikant niedrigere Werte abgesunken als nach Tagbesuch vorlagen. Wegen kleiner Zahl lassen sich die anderen Zuordnungen nicht testmäßig überprüfen, auch nicht im Bezug auf Geschlechtsunterschiede.

Erkrankungen der Atemwege

Code	Klassifizierung	Männer	Frauen	Summe	Promille
2400	oberer Atemwegsinfekt, Pharyngitis	1	4	5	5,24
2405	akute Sinusitis	1	0	1	1,05
2410	akute Tonsillitis	15	10	25	26,18
2415	Laryngitis, Epiglottitis	7	4	11	11,52
2420	akute Bronchitis	9	23	32	33,51
2475	Pneumonie	1	15	16	16,75
2480	grippaler Infekt	10	12	22	23,04
2495	Emphysem	2	1	3	3,14
2500	Bronchialasthma	37	37	74	77,49
2520	Pleuritis	0	1	1	1,05
	Summe	83	107	190	197,92

Diese Diagnosengruppe liegt in diesem Dienstabschnitt an der Spitze der Häufigkeitsliste. Verwendet werden 10 von 29 möglichen Positionen des Code. Vor Besuch lag sie an dritter Stelle, nach den kardiovasculären Erkrankungen und den Einzelsymptomen. Im Vergleich absoluter Häufigkeiten der Gruppensumme ergibt sich ein signifikanter Unterschied im Sinn einer Erhöhung gegen die Telephonananmnese bei Nacht. Kein signifikanter Unterschied findet sich gegen die Ergebnisse der Tagdienstbesuche. Auch dort steht diese Gruppe an der Spitze. Signifikante Erhöhungen von Einzelklassifizierungen ergeben sich dennoch zwischen Tag- und Nachtdienst nach Besuch bei 2500 (Bronchialasthma) und bei 2400 addiert zu 2480. In diesem Vergleich ergeben sich keine signifikanten Unterschiede für 2400 allein, 2410, 2420 und 2475. Im Vergleich zwischen Telephonanamnese und diagnostischem Ergebnis des Nachtdienstes zeigen sich signifikante Erhöhungen nach Besuch für die Gesamtgruppe, aber auch für 2410 (akute Tonsillitis), 2420 (akute Bronchitis), und für 2400 (oberer Atemwegsinfekt) addiert zu 2480 (grippaler Infekt). Signifikante Geschlechtsunterschiede ergeben sich bei 2475: signifikant mehr Frauen erkranken an Pneumonie. Keine signifikanten Geschlechtsunterschiede ergeben sich bei Berechnung von 2410, 2420, 2500 und der Summe von 2400, 2480 und 2475.

Erkrankungen des Verdauungssystems

Code	Klassifizierung	Männer	Frauen	Summe	Promille
2600	Zahnabszess	0	1	1	1,05
2615	Zahnerkrankung	1	1	2	2,09
2660	Refluxösophagitis	1	0	1	1,05
2675	Magengeschwür	0	1	1	1,05
2685	Duodenalgeschwür	3	2	5	5,24
2700	Gastritis	4	11	15	15,71
2705	Dyspepsie	2	0	2	2,09
2715	Appendicitis	3	5	8	8,38
2735	Hernie	1	0	1	1,05
2740	Morbus Crohn	0	2	2	2,09
2745	Colitis Ulcerosa	1	2	3	3,14
2750	Angina abdominalis	1	0	1	1,05
2755	Ileus	1	1	2	2,09
2760	Divertikulitis	0	3	3	3,14
2765	Obstipation	1	2	3	3,14
2770	Diarrhoe (ohne Erbrechen)	1	0	1	1,05
2810	Lebercirrhose, chron. Hepatitis	1	0	1	1,05
2815	Gallenstein	2	8	10	10,47
2825	akute Pankreatitis	3	2	5	5,24
2830	Haematemesis, Melaena	1	1	2	2,09
	Summe	27	42	69	72,36

In der Häufigkeitsreihung steht diese Gruppe an 4. Stelle im Dienstabschnitt. Es besteht kein signifikanter Unterschied gegen die Summe diagnostischer Ergebnisse des Tagdienstes. Im Vergleich zu den Vorangaben vor Nachtbesuch ergibt sich eine signifikante Erhöhung. Signifikant mehr Patienten zeigen nach Besuch die Zuordnung 2715 (Appendicitis), gemeint als präoperatives Bild, als in der Telephonanamnese. Eine solche Erhöhung findet sich aber für keine sonstige Zuordnung in testbarem Ausmaß. Getestet wurden die größten: 2700 (Gastritis) und 2705 (Dyspepsie) (addiert zu 2700 und als Summe getestet); der Unterschied war für beide Fälle nicht signifikant. Von 49 verwendbaren Positionen des Code wurden hier 20 benutzt. Vor Nachtbesuch waren es 16. Ein Teil der Erhöhung der Gesamtsumme geht also auf die Vermehrung von Einzelklassifizierungen zurück, die für sich kein großes rechnerisches Gewicht haben. Geschlechtsunterschiede finden sich für die Gesamtgruppe: Männer überwiegen signifikant. Bei den Einzelklassifizierungen 2700 und 2700 mit 2705 findet sich kein signifikanter Unterschied.

Erkrankungen des Urogenitalsystems, Gravidität

Code	Klassifizierung	Männer	Frauen	Summe	Promille
2900	akute Glomerulonephritis	1	0	1	1,05
2905	Niereninsuffizienz	1	0	1	1,05
2910	akute Pyelitis	1	1	2	2,09
2920	Nierenstein	5	2	7	7,33
2930	Blasenstein	0	1	1	1,05
2935	Harnwegsinfekt	3	3	6	6,28
2950	Niereninsuffizienz	2	1	3	3,14
2960	Prostatahypertrophie	1	0	1	1,05
2970	Prostatitis	1	0	1	1,05
2980	Orchitis	1	0	1	1,05
3035	Adnexitis	0	1	1	1,05
3100	Dysmenorrhoe	0	1	1	1,05
3350	Schwangerschaftscystitis	0	1	1	1,05
3460	puerperale Mastitis	0	1	1	1,05
	Summe	16	12	28	29,34

Von 75 Positionen dieser Gruppe des Code wurden in diesem Dienstabschnitt 14 verwendet. Nach Hausbesuch bei Tag waren es 10. Die Gruppe reiht nach Besuch nachts an 16. Stelle, nach Besuch bei Tag an 18. Stelle der Häufigkeitsreihung der Diagnosengruppen eines Dienstabschnittes. Es ergibt sich kein signifikanter Unterschied der Häufigkeiten im Vergleich zwischen Tag und Nacht nach Besuch: dies gilt für die Gesamtgruppe und für die einzelnen Klassifizierungen 2935 (Harnwegsinfekt) und 2935 addiert zu 2910 (akute Pyelitis). Im Vergleich zur Telephonanamnese ergibt sich ein signifikanter Unterschied der Häufigkeiten mit Anstieg in diesem Dienstabschnitt. Es findet sich kein signifikanter Geschlechtsunterschied.

Hauterkrankungen

Code	Klassifizierung	Männer	Frauen	Summe	Promille
3615	Abszess	0	1	1	1,05
3665	Kontaktdermatitis	1	2	3	3,14
3680	Erythema nodosum	0	1	1	1,05
3720	Neurodermitis	0	1	1	1,05
3775	Urticaria	1	3	4	4,19
	Summe	2	8	10	10,48

Von 39 Positionen des Code wurden hier 5 verwendet, nach Besuch bei Tag 2. Juckende Dermatosen sind nachts merklich häufiger (obwohl statistisch nicht testbar) vertreten, was eher eine Aussage über Leidensdruck, weniger eine Auskunft über den Zeitpunkt des Auftretens zuläßt. Die Gesamtgruppe zeigt damit einen signifikanten Unterschied mit Häufigkeitszunahme gegen den Tagdienst. Im Vergleich zur Telephonanamnese bei Nacht ergibt sich kein signifikanter Unterschied in der Häufigkeit der Gruppensumme. Die Geschlechtsunterschiede in dieser kleinen Gruppe sind nicht testbar. Die Diagnosengruppe reiht nach Nachtbesuch an 10. Stelle, nach Tagbesuch an 18. Stelle der Häufigkeitsreihung.

Erkrankungen des Bewegungsapparates

Code	Klassifizierung	Männer	Frauen	Summe	Promille
3905	chronische Polyarthritis	0	1	1	1,05
3910	Polyarthropathie, *alles tut weh*	0	2	2	2,09
3935	Hüftarthrose	0	1	1	1,05
3940	Gonarthrose	1	3	4	4,19
3980	Coxalgie	1	2	3	3,14
3990	cervicale Spondylose	1	0	1	1,05
4005	lumbaler Discusprolaps	2	3	5	5,24
4010	Torticollis	2	2	4	4,19
4015	Ischias	5	16	21	21,99
4020	Kreuzschmerz	7	8	15	15,71
4080	Beinschmerzen	1	0	1	1,05
4120	Tietze Syndrom	0	1	1	1,05
4140	angeborene Gelenksdeformität	0	1	1	1,05
	Summe	20	40	60	62,85

Diese Diagnosengruppe steht nach Hausbesuch bei Tag an 3. Stelle, nach Nachtbesuch an 5. Stelle der Häufigkeitsreihung der Gruppen. Vor Besuch ist sie bei Tag und bei Nacht an 4. Stelle zu finden. Von 49 verfügbaren Positionen wurden 13 verwendet. Gegen den Tagdienst findet sich eine signifikante Verminderung der Ergebnisse nach Besuch. Im Vergleich zur Telephonanamnese ergibt sich kein signifikanter Unterschied. Signifikant weniger diagnostische Zuordnungen finden sich bei Nacht zu 4015 (Ischias), wärend die Verminderung von 4020 (Kreuzschmerz) noch keinen signifikanten Unterschied ergibt. Im Vergleich zu den Ergebnissen nach Tagdienst ist auch die Summe von 4005, 4015 und 4020 signifikant erniedrigt. Während bei Tag Frauen mehr Kreuzschmerzen hatten, sind nach Nacht-Hausbesuch keine signifikanten Geschlechtsunterschiede aufzuweisen.

Einzelsymptome und schlecht definierbare Beschwerden

Code	Klassifizierung	Männer	Frauen	Summe	Promille
4500	Kollaps	8	12	20	20,94
4505	Schüttelfrost	0	1	1	1,05
4515	Schlaflosigkeit	0	1	1	1,05
4520	Fieber ohne sonst. Befund	20	16	36	37,70
4540	Gangstörung, Ataxie	0	1	1	1,05
4555	Ödeme	0	1	1	1,05
4585	Kopfschmerz	0	3	3	3,14
4590	Sprachstörung	0	1	1	1,05
4600	Herzklopfen	2	5	7	7,33
4620	Dyspnoe	2	9	11	11,52
4630	Husten	1	0	1	1,05
4635	Hämoptyse	0	1	1	1,05
4640	Schmerzen im Brustkorb, Pleurodynie	0	1	1	1,05
4655	Übelkeit	1	5	6	6,28
4665	Flatulenz	1	0	1	1,05
4675	Nierenkolik	21	15	36	37,70
4685	Harnverhaltung	1	0	1	1,05
4700	Bauchkolik,Gallenkolik	7	23	30	31,41
4715	Ascites	1	1	2	2,09
4805	Hyperglykämie	0	2	2	2,09
	Summe	65	98	163	170,70

Von 44 möglichen Positionen wurden 20 verwendet, bei Tag 24: In jedem Fall weniger als vor Visite. Nach Nachtbesuch bleiben noch 170 Promille der diagnostischen Zuordnungen auf dem Symptomniveau. Man mag mit manchen Klassifizierungen rechten und sie als diagnostische Produkte höheren Ranges reklamieren. Umgekehrt finden sich bei den organbezogenen Gruppen noch Klassifizierungen auf der Symptomebene. Als wichtigste Aussage bleibt: Symptome sind auch nach ärztlicher Beurteilung ein sehr häufiges diagnostisches Ergebnis im Notdienst. Es liegt nahe, daß die hier genannten Symptome eine ausreichende diagnostische Grundlage für eine wirksame Therapie dargestellt haben. Die Gruppe reiht nachts an 2. Stelle, tags nach Besuch an 4. Stelle aller Zuordnungen. Der Unterschied der Gruppensummen vor und nach Besuch ist signifikant. Wie im Tagdienst gibt es zwischen Telephonanamnese und Besuchsergebnis eine signifikante Verminderung dieser Zuordnungen zugunsten ausgereifter diagnostischer Ergebnisse. Im Vergleich zur Telephonanamnese ergibt sich eine signifikante Verminderung auch der Klassifizierungen 4500 (Kollaps), 4520 (Fieber ohne sonstigen Befund), 4620 (Dyspnoe), 4655 (Übelkeit), und 4700 (Bauchkolik, Gallenkolik). 4520 ist aber gegen seine Häufigkeit im Tagdienst signifikant erhöht, wobei ungeklärt bleibt, ob die diagnostische Aufarbeitung in der Nacht nicht gelang, oder ob tatsächlich mehr, sonst unsymptomatische, Fieberkrankheiten erlebt wurden. Erhöht gegen Tagdienst ist auch 4675 (Nierenkolik).

Signifikante Geschlechtsunterschiede finden sich nicht für die Gesamtgruppe, auch nicht für 4520 und 4700, aber für 4500 (Kollaps), (mehr Frauen) und für 4675 (Nierenkolik) (mehr Männer).

Trauma

Code	Klassifizierung	Männer	Frauen	Summe	Promille
5150	Wirbelsäulenprellung	0	1	1	1,05
5170	Rißquetschwunde, Tierbiß	0	2	2	2,09
5200	Hämatom	0	2	2	2,09
5260	Allergische Reaktion	0	3	3	3,19
5325	Medikamentenvergiftung durch Überdosis	1	1	2	2,09
5340	kriminelle Verletzung	0	1	1	1,05
	Summe	1	10	11	11,56

Die Gruppe reiht nachts nach Besuch an 14. Stelle, vor Besuch an 5. Stelle, bei Tag nach Besuch an 13. Stelle in der Häufigkeitsreihung der Diagnosengruppen. Es ergibt sich kein signifikanter Unterschied zwischen der Anzahl diagnostischer Zuordnungen vor Nachtbesuch und danach, auch nicht zwischen Ergebnissen des Tag- und des Nachtdienstes. Offensichtlich sind Frauen häufiger betroffen als Männer. Die kleine Zahl läßt jedoch keinen Test des evidenten Sachverhaltes zu. Nur 6 der 71 möglichen Positionen des Code wurden verwendet.

Medikamentenallergie

Code	Klassifizierung	Männer	Frauen	Summe	Promille
5265	Medikamentenallergie	0	2	2	2,09
5900	Penicillinallergie	0	1	1	1,05
	Summe	0	3	3	3,14

Die Gruppe reiht mit anderen gleich geringer Häufigkeit an 20., letzter Stelle der Gruppen. Die kleinen Zahlen lassen keine Tests zu.

Operationen und deren Folgen oder Indikationen

Code	Klassifizierung	Männer	Frauen	Summe	Promille
7720	Z.n. Zahnextraktion	0	1	1	1,05
7805	akutes Abdomen	1	6	7	7,33
7815	Z.n. Gastrektomie	1	1	2	2,09
7830	Z.n. Appendektomie	0	1	1	1,05
7885	Z.n. Darmoperation	0	1	1	1,05
8040	Z.n. Gebärmutterexstirpation	0	1	1	1,05
8280	Dauerkatheter	9	4	13	13,61
	Summe	11	15	26	27,23

Die Gruppe steht an 11. Stelle der Häufigkeitsreihung dieses Dienstabschnittes, vor Besuch an 7. Stelle, nach Tagdienst an 16. Stelle. Die Anzahl der gesamten Gruppe ist gegen Tagbesuch signifikant erhöht; dies gilt auch für die gesonderten Klassifizierungen 7805 (akutes Abdomen) und 8280 (Dauerkatheter).

Es liegt, trotz kleinerer Absolutzahl, auf Grund der Bezugsgröße ein signifikanter Unterschied in der Gruppe, mit Mehrheit der Männer, vor.

Lebensereignisse

Code	Klassifizierung	Männer	Frauen	Summe	Promille
8480	plötzlicher Tod	0	1	1	1,05

Nach Tagbesuch ergaben sich für diese Klassifizierung größere Anzahlen.

Zur Verbesserung der Übersicht folgen neuerlich, wie bei den anderen Dienstabschnitten, die Ergebnisse gereiht nach Häufigkeiten.

6.5.2   Häufigkeiten

Häufigkeitsreihung der diagnostischen Zuordnungen nach Besuch mit einer Häufigkeit über 1

Code	Klassifizierung	Häufikeit
2500	Asthma bronchiale	74
1950	Stenokardie	55
15	Durchfall und Erbrechen	40
4520	Fieber ohne sonstigen Befund	36
4675	Nierenkolik	36
2420	akute Bronchitis	32
4700	Bauchkolik, Gallenkolik	30
2410	akute Tonsillitis	25
1910	erhöhter Blutdruck	24
1410	Nervenschmerz im Thoraxbereich	24
2480	grippaler Infekt	22
4015	Ischias	21
4500	Kollaps	20
2475	Pneumonie	16
2700	Gastritis	15
4020	Kreuzschmerz	15
2015	Herzinsuffizienz ohne nähere Angabe	14
720	Diabetes mellitus	13
1940	Herzinfarkt	13
8280	Dauerkatheter	13
1065	Neurasthenie	11
1935	Hochdruckkrise	11

Code	Klassifizierung	Häufikeit
2010	Linksherzinsuffizienz	11
2115	chronische cerebrale Insuffizienz	11
2415	Laryngitis, Epiglottitis	11
4620	Dyspnoe	11
1735	Vertigo, Menière Krankheit	10
2815	Gallenstein	10
2110	TIA	8
2715	Appendicitis	8
1060	neurotische Depression	7
1380	Migräne	7
1985	Paroxysmale Tachykardie	7
2920	Nierenstein	7
4600	Herzklopfen	7
7805	akutes Abdomen	7
440	Bronchusca	6
1100	Alkoholismus	6
2935	Harnwegsinfekt	6
4655	Übelkeit	6
2105	Cerebraler Insult	5
2400	ob. Atemwegsinfekt, Pharyngitis	5
2685	Duodenalgeschwür	5
2825	Pankreatitis	5
4005	lumbaler Discusprolaps	5
180	andere Virusinfekte	4
485	Prostataca	4
520	Krebsschmerz, Injektion nötig	4
1370	Grand Mal Epilepsie	4
1945	Koronare Herzkrankheit	4
1955	Pulmonalembolie	4
1995	Extrasystolie	4
3775	Urticaria	4
3940	Gonarthrose	4
4010	Torticollis	4
725	Hypoglykämie	3
1025	psychotische Depression	3
1040	Angstzustand	3
1045	Angstanfall	3
1115	akute Alkoholvergiftung	3
1155	Herzneurose	3
1710	akute Otitis Media	3

Code	Klassifizierung	Häufikeit
2005	Rechtsherzinsuffizienz	3
2495	Emphysem	3
2745	Colitis Ulcerosa	3
2760	Divertikulitis	3
2765	Obstipation	3
2950	Niereninsuffizienz	3
3665	Kontaktdermatitis	3
3980	Coxalgie	3
4585	Kopfschmerz	3
5260	Allergische Reaktion	3
50	Erysipel	2
75	Varicellen	2
405	Ösophagusca	2
410	Magenca	2
430	Pankreasca	2
470	Collumca Uteri	2
475	Corpusca Uteri	2
1315	Parkinsonkrankheit	2
1335	Multiple Sklerose	2
1415	periphere Nervenläsion	2
1990	Vorhofflimmern	2
2615	Zahnerkrankung	2
2705	Dyspepsie	2
2740	Morbus Crohn	2
2755	Ileus	2
2830	Haematemesis, Melaena	2
2910	akute Pyelitis	2
3910	Polyarthropathie,*alles tut weh*	2
4715	Ascites	2
4720	Hyperglykämie	2
5170	Rißquetschwunde, Tierbiß	2
5200	Hämatom	2
5265	Medikamentenallergie	2
5325	Medikamentenvergiftung durch Überdosis	2
7815	Z.n. Gastrektomie	2
8480	plötzlicher Tod	2

Kapitel 7

Vergleich der vier Dienstabschnitte

7.1 Summen diagnostischer Gruppen

Im Chi-Quadrat-Test wurden die Summen der diagnostischen Gruppen verglichen und eine Irrtumswahrscheinlichkeit von $p < 0,05$ zugrundegelegt. Signifikante Unterschiede werden durch „+"; nicht-signifikante Unterschiede nach der Testung durch „−";ausgedrückt. Ist kein Test erfolgt, wird „o" gesetzt. Nicht getestet wurde meist wegen zu kleiner Zahl[1].

---

[1] Vergleiche Tabelle im Abschnitt 6.3.2 auf Seite 67

Name der Diagnosengruppen	T-vor[2] T-nach	T-vor N-vor	N-vor N-nach	T-nach N-nach
Infektiöse und parasit. Erkrankungen	+	+	+	−
Neoplasmen	−	−	−	−
endokrine und metab. Erkrankungen	−	−	−	−
Bluterkrankungen	o	o	o	o
psychische Störungen und Erkrankungen	+	−	+	−
Erkrankungen des Nervensystems	−	−	+	+
Augenerkrankungen	o	o	o	o
Ohrenerkrankungen	+	+	−	o
Kardiovasculäre Erkrankungen	+	−	−	−
Cerebrovasculäre Erkrankungen	+	+	−	+
Peripher-vasculäre Erkrankungen	+	−	−	+
Erkrankungen der Atemw.	+	+	+	−
Erkrankungen des Verdauungssystems	+	+	+	−
Erkrankungen des Urogenitalsystems, Gravidität	+	−	+	−
Hauterkrankungen	o	o	−	+
Erkrankungen des Bewegungsapparates	+	+	−	+
Einzelsymptome und schlecht definierte Beschwerden	+	−	+	+

Name der Diagnosengruppen	T-vor T-nach	T-vor N-vor	N-vor N-nach	T-nach N-nach
Trauma	+	+	−	−
Patienten im Risiko	o	o	o	o
soz. und Familienprobleme	o	o	o	o
Medikamentenallergie	o	o	o	o
Lebensereignisse	+	o	o	−
Operationen und deren Folgen oder Indikationen	−	+	−	

---

2) T ... Tag, N ... Nacht

7.2 Symptome, Diagnosen – Gruppen von Diagnosen und Symptomen

Im Chi-Quadrat-Test wurden Einzelsymptome und Gruppen von Symptomen verglichen und eine Irrtumswahrscheinlichkeit von $p < 0,05$ zugrundegelegt. Signifikante Unterschiede werden durch „+"; nicht-signifikante Unterschiede durch „–"ausgedrückt. Ist kein Test erfolgt, wird o gesetzt. Nicht getestet wurde meist wegen zu kleiner Zahl. Die Ergebnisse der Gruppentestung werden gleichfalls mitgeteilt.

Ein *und* zwischen den Code-Nummern besagt, daß vor Testung eine Addition der Zahlen erfolgte und der Test mit der Summe erfolgte.

Name der Diagnosengruppen	T-vor T-nach	T-vor N-vor	N-vor N-nach	T-nach N-nach
Infektiöse und parasit. Erkrankungen	+	+	+	–
15 Durchfall und Erbrechen	+	–	+	–
15 und 2770 (Diarrhoe)	+	–	+	–
Neoplasmen	–	–	–	–
520 Krebsschmerz, Injektion nötig	–	–	+	–
Endokrine und metab. Erkrankungen	–	–	–	–
720 Diabetes mellitus	+	–	–	–
720 und 725 (Hypoglykämie) und 4805 (Hyperglykämie)	–	–	–	–
Bluterkrankungen	o	o	o	o
Psychische Störungen und Erkrankungen	+	–	+	+
1060 neurotische Depression	–	o	o	+
1025 psychotische Depression	o	o	o	o
1025 und 1060	o	o	+	+
1065 Neurasthenie	+	o	o	–
Erkrankungen des Nervensystems	–	–	+	+
1380 Migräne	–	–	–	–
1380 und 4585 (Kopfschmerz)	–	–	+	–
1410 Nervenschmerz im Thoraxbereich	+	–	+	+
Augenerkrankungen	o	o	o	o
Ohrenerkrankungen	+	+	–	–
1735 Vertigo, Menière Krankheit	+	+	–	–

Name der Diagnosengruppen	T-vor T-nach	T-vor N-vor	N-vor N-nach	T-nach N-nach
Kardiovasculäre Erkrankungen	+	−	−	−
1910 erhöhter Blutdruck	−	−	+	+
1935 Hochdruckkrise	+	−	−	−
1940 Herzinfarkt	+	−	+	−
1945 koronare Herzkrankheit	−	−	−	−
1950 Stenokardie	+	+	+	−
1940 und 1945 und 1950	−	+	+	−
1980 WPW-Syndrom	o	o	o	o
1985 Paroxysmale Tachykardie	o	o	−	o
1990 Vorhofflimmern	+	o	o	o
1995 Extrasystolie	−	−	o	−
4600 (Tachykardie) und 1980 und 1985 und 1995	−	−	−	−
und zusätzlich 1990	+	o	o	−
2005 Rechtsherzinsuffizienz	o	o	o	o
2010 Linksherzinsuffizienz	+	o	+	−
2015 Herzinsuffizienz undef.	+	+	−	−
2005 und 2010 und 2015	+	+	+	−
Cerebrovasculäre Erkrankungen	+	+	−	+
2105 Cerebraler Insult	+	+	−	+
2110 TIA	+	o	−	−
2105 und 2110	−	−	−	+
2115 chron. cerebr. Insuff.	+	−	−	−
Peripher-vasculäre Erkrankungen	+	−	−	+
2245 oberfl. Phlebitis	−	o	o	o
2250 tiefe (Thrombo-) Phlebitis	o	o	o	o
2245 und 2250	−	−	o	−
2255 Ulcus varicosum	o	o	o	+
Erkrankungen der Atemwege	+	+	+	−
2400 ob. Atemwegsinf. Pharyngitis	−	+	−	−
2410 akute Tonsillitis	+	+	+	−
2415 Laryngitis, Epiglottitis		+		
2420 akute Bronchitis	+	−	+	−
2475 Pneumonie	+	−	−	−
2440 und 2480 (grippaler Inf.) und 2485	+	o	o	o
und zusätzlich 2400	+	o	o	o
2400 und 2480	o	+	+	+
2500 Bronchialasthma	+	+	−	+

Name der Diagnosengruppen	T-vor T-nach	T-vor N-vor	N-vor N-nach	T-nach N-nach
Erkrankungen des **Verdauungssystems**	+	+	+	−
2700 Gastritis	−	−	−	−
2705 Dyspepsie	o	o	o	o
2700 und 2705	−	−	−	−
Erkrankungen des Uro- **genitalsystems,Gravidität**	+	−	+	−
2910 akute Pyelitis	o	o	o	o
2935 Harnwegsinfekt	+	o	−	−
2910 und 2935	+	−	−	−
Hauterkrankungen	o	o	−	+
Erkrankungen des **Bewegungsapparates**	+	+	−	+
4005 lumbaler Discusprolaps	o	o	o	−
4015 Ischias	+	−	−	+
4020 Kreuzschmerz	−	−	−	−
4080 Beinschmerzen	+	−	−	o
4005 und 4015, 4020, 4080	+	o	o	+
Einzelsymptome und schlecht **definierte Beschwerden**	+	−	+	+
4500 Kollaps	+	−	+	−
4520 Fieber o. sonst. Befund	+	−	+	+
4600 Herzklopfen (siehe 1980)	−	−	−	−
4620 Dyspnoe	+	−	+	−
4655 Übelkeit	+	+	+	−
4675 Nierenkolik	+	+	−	+
4700 Bauchkolik, Gallenkolik	+	+	+	−
Trauma	+	+	−	−
Patienten im Risiko	o	o	o	o
Soz. und Familienprobleme				
Medikamentenallergie	o	o	o	o
Lebensereignisse	+	o	o	−
8480 plötzlicher Tod	+	o	o	−
Operationen und deren **Folgen oder Indikationen**	−	+	−	+
7805 akutes Abdomen	+	o	o	+
8280 Dauerkatheter	−	−	−	+

Kapitel 8

Welche Treffsicherheit hat die Telephonanamnese?

Vor und nach Besuch werden im Notdienst regelmäßig Daten zur diagnostischen Situation erhoben. Die Vorangabe beruht vorwiegend auf den Informationen, die Patient oder Angehörige am Telephon an den Telephonarzt vermitteln. Dies schließt nicht aus, daß Ärzte schon vorher eine Diagnose gestellt oder eine Beurteilung abgegeben haben, besonders bei chronischen oder rezidivierenden Erkrankungen.

Nun ist es nicht die Hauptaufgabe des Telephonarztes, fertige telephonische Diagnosen zu erstellen: Seine diagnostische Zuordnung hat zum Teil die Aufgabe, eine Rechtfertigung des Besuches überhaupt zu geben. Hauptsächlich soll sie die prognostische Situation konkurrierender Besuche in der Zentrale klären helfen. Zuletzt dient sie der Orientierung des Hausbesuchsteams auf die Situation am Zielort.

Die diagnostische Situation des Gesundheitsproblems, das der Patient zur Beratungsursache im Sinn von Braun gemacht hat, wird vom Telephonarzt durch wenige diagnostische Begriffe knapp umrissen. Die Befundsprache hält sich, wie schon dargestellt, an objektive Symptome, die nicht nur aus dem Leiberleben des Patienten kommen, sondern auch dem äußeren Beobachter zugänglich sind. Sie werden wahrscheinlich oft mit Hilfe der anrufenden Angehörigen, zum Teil auch in deren Sprache, erstellt. Bei dieser Tätigkeit entstehen Aufzeichnungen über diagnostische Vorangaben vor Besuch und diagnostische Ergebnisse nach Besuch, deren Häufigkeiten wir, für jeden Dienstabschnitt getrennt, studiert haben. Der Vergleich zwischen diagnostischen Vorangaben und Ergebnissen kann Informationen bringen, die nicht nur für den Notdienst, sondern auch für die Alltagspraxis der Hausärzte große Bedeutung hätten, aber selten kritisch gewürdigt werden. *Sind doch damit zwei immer gleiche Fixpunkte des diagnostischen Prozesses in einer primärmedizinischen Versorgungsform in häufigen Wiederholungen dokumentiert.*

Die Verläßlichkeit der telephonisch erhobenen Vorangaben des Patienten hat bei jeder Hausbesuchsberufung Bedeutung, besonders aber bei der dringlichen Berufung, die andere Tätigkeiten des Arztes unterbricht oder stört. Zwar geht es bei der Indikationsstellung zum dringlichen Besuch vorwiegend um die Beurteilung von prognostischer Information. Dennoch ist die kritische Selektion der diagnostischen Informationen ein Ziel des Telephonats mit den Patienten: Auch die Verlaufsbeobachtung einer anfangs geschilderten Erkrankung kann der Diagnostik helfen.

Vergleiche zwischen Vorinformation und Ergebnis beim Hausbesuch ließen sich auch in der Allgemeinpraxis durchführen: hier aber an einem inhomogenen Krankengut von mehr oder minder vertrauten Patienten in verschiedenen Stadien der diagnostischen Aufarbeitung, nach verschieden langer Vorbetreuung. So sind die methodischen Bedingungen für eine Studie über dieses nur primärärztliche Thema im Notdienst fast günstiger als in der Praxis des niedergelassenen Arztes.

Es soll hier der Telephondiagnostik kein zu hoher Stellenwert zugeschrieben werden: Soll sie doch im Notdienst nur die dringlichste handlungsleitende Information liefern. Gewiß bringt oft nur der Besuch beim Patienten eine sichere Antwort. Die Frage nach dem Wert der Telephonanamnese ist aber auch die Frage nach dem Wert des Telephonarztes für die Steuerung der Visitentätigkeit überhaupt. Sie läßt sich wieder in zwei Fragen aufgliedern:

- Wieviel diagnostische Sicherheit ist aus der telephonischen Mitteilung zu erreichen? Ist diese Sicherheit bei verschiedenen diagnostischen Zuordnungen verschieden?

- Wieviel prognostische Sicherheit kann aus der telephonischen Information gewonnen werden?[1]

Die Antworten auf diese Fragen sind unmittelbar aus den schon vorliegenden Testergebnissen und Diagnosenlisten der Untersuchung zu erschließen: Der Vergleich der diagnostischen Zuordnungen vor und nach Besuch wird, unter entsprechender Methodenkritik, erste Aufschlüsse geben.

8.1 Das Maß der Sicherkeit für ärztliche Erkenntnis und für ärztliches Handeln

Gilt als Maß der Sicherheit für Gruppenvergleiche von Zählergebnissen die statistische Testung nach dem Chi-Quadrat-Test, so ist die dort zugelassene Irrtumswahrscheinlichkeit (ausgedrückt durch $p < 0,05$) so definiert, daß bei 100 Stichproben 5 eine andere Verteilung haben, als in der Grundmenge vorliegt: 5% der Vorangaben können eine andere Aussage bringen, als das Testverfahren vermuten läßt. Neben dieser Möglichkeit des Alpha-Fehlers können, im Sinn des statistischen Beta-Fehlers, weitere Vorangaben, (deren Anzahl durch eine Formelbeziehung wiederzugeben wäre) obwohl gleich, als anders eingeschätzt werden: dies ist die andere Seite der statistischen Irrtumswahrscheinlichkeit. Dieses Maß von Sicherheit wird klinischen Prüfungen und der medizinischen Forschung zugrundegelegt. Es wird in der medizinischen Alltagsarbeit ergänzt durch weitere

---

[1] Siehe Kapitel 12 auf Seite 163.

Absicherungen und Kontrollen. Die Zählstatistik kann daher auch zum Problem der Telephonanamnese nur Aussagen von definierter Unsicherheit beitragen und den Einzelfall nicht voll abdecken.

Ist also eine Untersuchung der Telephonanamnese mit Methoden der Zählstatistik ungenügend und daher sinnlos? Sie ist notwendig, aber noch nicht hinreichend, um größtmögliche Sicherheit im Einzelfall zu erreichen. Die objektivierende Methode der hier vorgelegten Forschung kann wahrscheinlich, wie stets, die Erfahrung in großen Kollektiven sammeln, die ein einzelner in absehbarer Zeit nicht erreichen kann. Sie ersetzt durch geordnete Informationssuche das ungeordnete Sammeln kasuistischer Einzelerfahrung. Die generalisierende Methode der Wissenssuche gibt dann auch generelle, das heißt, für Gruppen gültige, Aussagen. Im Kreuzungspunkt vieler Gruppenwahrscheinlichkeiten mag dann auch die Möglichkeit bestehen, den Einzelfall aus der abstrahierenden Forschung zu verstehen.

8.2 Kann der Telephonarzt aus Erfahrung lernen?

Im Alltag bestimmt die vorangegangene bedeutsame Vorerfahrung die Entscheidung im Einzelfall. Ein System ärztlichen Handelns wird, wie von R. N. Braun und Ian R. McWhinney dargestellt, durch die Fälleverteilung der behandelten Gesundheitsstörungen reguliert. Der Umkreis bedeutsamer Vorerfahrung läßt sich zu einem hohen Grad durch die Fälleverteilung der betreuten Gesundheitsstörungen darstellen: die Häufigkeit betreuter Gesundheitsstörungen und die Häufigkeit daraus erwartbarer Risikosituationen bestimmt durch Gewöhnung und eingeschliffene Handlungswege das Handeln der Ärzte, wenn das System epidemiologisch konstant bleibt.

Zur Vorstellung eines Handelns nach epidemiologisch gesteuerter Erfahrung gehört auch die Vorstellung der Korrektur dieser Erfahrung durch Sammeln neuer Erfahrung oder Einarbeitung neu erlebter Risiken. Neu auftretende Erkrankungen und neue Häufigkeiten von Einzelsymptomen ändern die Bereitschaft, Risiko zu suchen oder Symptome gezielt zu verfolgen. Die Erfahrung der beiden Notärzte, am Telephon und beim Besuch, könnte bei wirksamen Rückmeldungen, die zumindest grobe Fehler klären helfen, die weiteren Beurteilungen am Telephon verändern. Der Notdienst hätte dann ein wirksames System der Fehlerkorrektur und Leistungsoptimierung. Ob ein solches wirksames System der Fehlerkorrektur vorliegt, ist nur zu vermuten, weil es in der Organisation des Notdienstes sich selbst überlassen bleibt. Erfahrungssammeln, Weiterbeobachtung und Rückkopplung durch Verlaufsbeobachtung sind im Notdienst, der nicht kontinuierlich betreut, nicht konsequent organisiert. Der Notdienst kennt keine organisierten Folgebesuche und der Besuchsarzt meldet nicht immer zurück, wie sehr er durch die Situation beim Besuch überrascht wurde. In Systemen kontinuierlicher Betreuung, wie in der Allgemeinpraxis mit einem Arzt, ist das anders. Die kassenrechtliche Organisationsform zwingt den Patienten, mit dem selben Arzt Erfahrung über größere Zeiträume zu sammeln. Es gibt aber darüber keine Aufzeichnungen. Im Notdienstalltag erwarten wir im bedeutsamen Einzelfall und durch kollegiales Gespräch dennoch Rückmeldungen, die Kritik liefern und die Arbeitsweise der

Telephonärzte beeinflussen können. Wir können daher das für die Allgemeinpraxis beschriebene System von epidemiologisch gesteuertem Erfahrungssammeln mit Rückkoppelungsmöglichkeit auch in der Arbeit der Telephonärzte erwarten.

Eine Untersuchung zu dieser Arbeitsweise kann deren Wirksamkeit durch Häufigkeiten von Klassifizierungen vor und nach Besuch belegen und die geringe Erfahrung des Telephonarztes an großen Gruppen nachvollziehen. Sie bietet dann eine andere Form der Rückkopplung.

8.3 Bedingungen für den Beweis der Treffsicherheit von Klassifizierungen

Wenn wir die Bestätigung einer Vorangabe nach Besuch belegen, sind zuvor die folgenden Bedingungen zu erfüllen:

- Die Klassifizierung muß in allen Dienstabschnitten des Tag- und Nachtdienstes in einer solchen Anzahl zu finden sein, daß ein Chi-Quadrat-Test (und nicht nur eine Untersuchung auf Trend) möglich ist.

- Das Ergebnis der statistischen Testung muß einheitlich für beide Dienstzeiträume ergeben, daß im Rahmen der gesetzten Irrtumswahrscheinlichkeit kein Unterschied der klassifizierten Anzahlen eintritt. Die Aussage *kein statistisch signifikanter Unterschied*, ist in diesem Fall die Bestätigung der Konstanz der Klassifizierung.

- Eine Klassifizierung kann ganz ohne verwandte Vorangabe erfolgen und eine Vorangabe kann zu ganz anderem führen: Nur die bestmögliche Annahme wäre die der Entwicklung gleicher Klassifizierungen aus der identischen Vorinformation. Es sollen darum auch andere Möglichkeiten der Fortentwicklung aus Vorangaben untersucht werden wie: vollständiges Neuentstehen von Klassifizierungen in großer Anzahl, wo sie vor Besuch nie vermutet wurden. Dies kann gelingen, wenn die Anteile von gleichartigen oder begrifflich nahestehenden, obwohl sprachlich verfremdeten, Folgeklassifizierungen, untersucht werden, die in direkter Folge nur eines Klassifizierungsbegriffes auftreten.

Die ersten beiden Bedingungen werden von den folgenden Klassifizierungen erfüllt. Sie stammen aus einem Vergleich der Zählstatistik in den beiden Listen. Die Ableitung aus der Vorangabe ist nicht erforscht.

Diagnostische Zuordnungen, deren Anzahlen bei Vergleich von Vorangabe und Ergebnis in Tag- und Nachtdienst keinen signinfikanten Unterschied zeigten

720		Diabetes mellitus summiert mit
	725	Hypoglykämie und
	4805	Hyperglykämie
1380		Migräne
1945		koronare Herzkrankheit
1995		Extrasystolie
4600		Herzklopfen und
	1980	und
	1985	und
	1995	Herzrhythmusstörungen
2105		Cerebraler Insult und
	2110	TIA
2245		oberflächliche Phlebitis
2245		und
	2250	tiefe (Thrombo-) Phlebitis
2700		Gastritis
2700		und
	2705	Dyspepsie
4020		Kreuzschmerz
4600		Herzklopfen
8280		Dauerkatheter
520		Krebsschmerz, Injektion nötig[2]

Bei Durchsicht der Daten ergibt sich, daß nachweislich beim Krebsschmerz vor und nach Besuch gleichartige Betreuungsprobleme verschieden bezeichnet wurden: hier ist es berechtigt, die Gruppensumme zur Berechnung zu verwenden, für die das Kriterium unseres Forschungsvorhabens erfüllt ist. Die Gruppe wurde aufgenommen, weil die nötigen Signifikanzen vorlagen.

Diese Liste ist eine offenbar sehr geringe Auswahl aus dem großen Klassifizierungsregister, das zuvor präsentiert wurde. Es sind nicht die häufigsten Klassifizierungen, die identisch erfolgen. Ihre Ränge in der Häufigkeitsreihung sind vorwiegend bei 30 bis 40. Auf der Suche nach einer verbindenden Eigenschaft in dieser ausgewählten Gruppe ergibt sich der Eindruck, daß fast alle nach Besuch gleichartig beurteilten Erkrankungen chronisch oder rezidivierend auftreten: eine Vorkenntnis durch frühere ärztliche Bemühung ist bei den meisten vorstellbar. Es sind aber auch keine schwer erkennbaren Erkrankungen. So hat die Klassifizierung koronare Herzkrankheit 1945 die ausdrückliche Aufgabe, schon vorerkrankte Patienten, oft nach Herzinfarkt, mit Stenokardie zu klassifizieren: Nicht der Präkordialschmerz mit Stenokardieverdacht 1940 erscheint in dieser Liste, sondern die schon zuvor bekannte Grundkrankheit 1945. Ähnliche Überlegungen gelten für

---

[2] bei Aufarbeitung aller Zuordnungen der Gruppe

die Mehrheit der genannten Erkrankungen. Damit ist dem Patienten und seiner Vorkenntnis eine wesentliche Aufgabe in der Telephondiagnostik zuzuschreiben: Sein Vorwissen beeinflußt nach allen Hinweisen, die dieser Studienansatz bringt, die Qualität der ärztlichen Bemühungen um die Beurteilung der Erkrankung am Telephon.

Neben den Angaben, die vor und nach Besuch konstant bleiben, finden sich Klassifizierungen, deren Anzahlen vor und nach Besuch bei Tag und Nacht statistisch verschieden sind:

Diagnostische Zuordnungen, deren Anzahlen bei Vergleich von Vorangabe und Ergebnis in Tag- und Nachtdienst einen siginfikanten Unterschied zeigten

Nach Besuch erhöht:

15		Durchfall und Erbrechen
15		und
	2770	Diarrhoe
1410		Nervenschmerz im Thoraxbereich
1940		Herzinfarkt
2005		Rechtsherzinsuffizienz und
	2010	Linksherzinsuffizienz und
	2015	Herzinsuffizienz undefiniert
2410		akute Tonsillitis
2420		akute Bronchitis

Nach Besuch vermindert:

1950	Stenokardie (Schmerz in der Herzgegend)
4500	Kollaps
4520	Fieber ohne sonstigen Befund
4620	Dyspnoe
4655	Übelkeit
4675	Nierenkolik
4700	Bauchkolik, Gallenkolik

Die Deutung dieser Ergebnisse liegt nahe: Die nach Besuch verminderten Klassifizierungen sind ausschließlich Symptome. Ihre Auflösung erfolgt oft unter Erstellung gerade der Zuordnungen, die nach Besuch vermehrt sind. Daß auch der Schmerz im Thoraxbereich 1410 nach Besuch signifikant zunimmt, ist ein Hinweis für die Unsicherheit der Vorangabe *Schmerz in der Herzgegend*. Diese Ergebnisse tragen wenig zur Beantwortung der Frage nach der Sicherheit der Telephonanamnese bei; sie zeigen immerhin einige klassische Unsicherheiten auf.

Und wie steht es mit dem dritten angeführten Kriterium? Können wir die Treffsicherheit der Telephondiagnostik auch bei Durchsicht variabler, sprachlich und begrifflich wechselnder Klassifizierungen ableiten?

In der folgenden Tabelle werden diagnostische Zuordnungen vor und nach Besuch mit Hilfe von Prozentzahlen verglichen. Während die Wiederkehr derselben Zuordnung ein verständliches Ereignis ist, können andersartige, aber begrifflich nahestehende diagnostische Begriffe ein gering veränderter Ausdruck für dieselbe Zuordnung sein. Ein schnell verständliches Beispiel ist die gegenseitige Nähe von koronare Herzkrankheit – Stenokardie – Herzinfarkt. Zur Beurteilung der Treffsicherheit der telephonischen Vorangaben muß daher auch das Umfeld der nahestehenden diagnostischen Zuordnungen beachtet werden. Neben der Gesamtanzahl überhaupt weiterverfolgter Vorangaben sind in der Tabelle jene Prozentanteile der Folgeklassifizierungen angeführt, die mit der Vorangabe entweder identisch waren oder ihr begrifflich sehr nahe kamen.

Die Verfolgung des Schicksals von Symptomen ist in diesem Zusammenhang zu schwierig und wurde daher unterlassen.

In diesem Stadium der Untersuchung ergibt sich Kritik am sonst notwendigen Studienansatz, der die Möglichkeit bot, den Notdienst in voller Funktion an Hand seiner Routineaufzeichnungen zu verfolgen: Die Untersuchung hat kein streng standardisiertes Kategoriensystem und Klassifizierungsregister zur Grundlage, weil die tätigen Notärzte in ihren Aufzeichnungen ungebunden waren. Da das diagnostische und klassifikatorische Vokabular bis zur Datenumsetzung am Computer ohne Standardisierung in die Studie eingeflossen ist, sind bei kritischer Sichtung von Vorangaben auch diagnostische Zuordnungen zu respektieren, die bei klinischer Untersuchung ohne Verlaufsbeobachtung zur nächsten Verwandtschaft einer Vorangabe gehören. Eine solche Beurteilung enthält dann subjektive Meinungen des Autors.

Andere Verfahrenswege haben sich jedoch stets ausgeschlossen:

- Ein zentral kontrollierter, dem Dienst aufgesetzter Studienansatz hätte von der studiensbedürftigen Routine abgelenkt oder verfehlte, irreführende Präjudizien gesetzt.

- Die Verwandtschaft diagnostischer Sachverhalte ist schwer objektivierbar, aber der Ausschluß nahestehender Klassifizierungen wäre ein noch größerer Irrtum.

Die Treffsicherheit der telephonischen Vorangabe bei den häufigsten diagnostischen Zuordnungen der Studie, sowie bei der Vorangabe nahestehenden Zuordnungen

Die Prozentzahlen zum Vergleich der Folgezuordnungen sind auf Ganze gerundet.

Im Tagdienst

Vorangabe		Folgezuordnungen		
		untersuchte	identische	nahestehende
	Klassifizierung	Anzahl	%	%
15	Erbrechen und Durchfall	20	60	25
520	Krebsschmerz, Inj. nötig	28	36	50
1910	erhöhter Blutdruck	30	43	37
1945	koronare Herzkrankheit	12	0	58
1950	Stenokardie	167	29	19
1995	Extrasystolie	7	14	0
2010	Linksherzinsuffizienz	4	25	25
2015	Herzinsuffizienz unbestimmt	12	50	1
2105	Cerebraler Insult	42	26	21
2115	chron cerebrale Insuffizienz	11	10	10
2400	oberer Atemwegsinfekt, Pharyngitis	15	20	33
2410	akute Tonsillitis	11	72	0
2420	akute Bronchitis	8	63	12
2475	Pneumonie	21	25	29
2480	grippaler Infekt	17	47	24
2500	Asthma bronchiale	72	78	0
4015	Ischias	56	70	21
4020	Kreuzschmerz	28	32	32
4675	Nierenkolik	30	60	17
	Summe	591		
	Mittelwert		40	22

Im Nachtdienst

| Vorangabe | | Folgezuordnungen | | |
| | | untersuchte | identische | nahestehende |
	Klassifizierung	Anzahl	%	%
15	Erbrechen und Durchfall	22	59	5
520	Krebsschmerz, Inj. nötig	19	21	74
1910	erhöhter Blutdruck	12	33	50
1945	koronare Herzkrankheit	13	3	54
1950	Stenokardie	127	35	10
2105	Cerebraler Insult	13	31	21
2410	akute Tonsillitis	10	50	10
2420	akute Bronchitis	11	36	0
2475	Pneumonie	12	40	41
2500	Asthma bronchiale	78	83	6
4015	Ischias	27	59	11
4020	Kreuzschmerz	14	43	21
4675	Nierenkolik	47	28	19
	Summe	405		
	Mittelwert		40	23

Diese Bearbeitung geht auch mit kleinen Zahlen um, deren Prozentwerte nur geringe Aussagekraft haben. Sie sind um des Vergleiches willen aufgenommen, dürfen aber bezüglich Aussagekraft und Wiederholbarkeit nicht überfordert werden. Beachtlich ist der gleichartige Prozentsatz identischer und nahestehender Zuordnungen im Tag- und Nachtdienstmaterial.

Unser Fortschreiten von generalisierter Übersicht zum Einzelfall läßt sich noch ergänzen durch ausgewählte Fallbeispiele von Vorangaben und deren diagnostischen Folgerungen nach Besuch. Diese hier beigeschlossenen Tabellen zeigen die durchgehend große Treffsicherheit der telephonischen Vorangaben und deren manchmal dramatische Fehlschläge. Als Tabellen bieten sie zusätzlich exzellente, nach Häufigkeiten gegliederte, differentialdiagnostische Übersichten zur jeweiligen Erstbeurteilung.

Welche Schlußfolgerungen lassen sich aus dem gesichteten Material treffen und welche Kritik der Untersuchung in diesem Abschnitt ist angebracht?

Für die tägliche Arbeit läßt sich das Anamneseverfahren des Telephonarztes durchaus empfehlen: Er dokumentiert möglichst nur gesicherte Befunde oder weitgehend objektivierbare Störungen des Leiberlebens.

Die diagnostische Treffsicherheit am Telephon ist im Notdienst von geringerer Bedeutung als die Beurteilung der Dringlichkeit, an deren Fehlschlag sich Rechtsfolgen anschließen können. Dieser wird ein eigenes Kapitel gewidmet.

Die Standardaufzeichnungen des Notdienstes haben uns für diese Bearbeitung kein ideal gesammeltes Material vorgegeben, wie es in einer prospektiv geplanten

Untersuchung entsteht. Ein anderer Studienansatz hätte aber nicht mehr die ungestörte Funktion des Notdienstes mit allen Möglichkeiten des Irrtums oder der Unvollständigkeit der Vorangaben untersucht. Als Ergebnis unserer Forschung können wir durchgehende Regelmäßigkeiten wiederholt kombinierter Zuordnungen vor und nach Besuch für den Notdienst belegen. Diese wurden mit dem Chi-Quadrat-Test abgesichert und finden sich sowohl im Tag- wie im Nachtdienst. Es handelt sich um häufig wiederkehrende Betreuungsaspekte, oft um chronische oder rezidivierende Erkrankungen, bei denen wahrscheinlich die Beurteilung durch den Telephonarzt durch Vorkenntnisse des Patienten wesentlich unterstützt wurde. Manche akute Gesundheitsstörungen wurden belegbar gleich gut vorbeurteilt, andere mit verschiedensten, schwer beurteilbaren Begriffen dokumentiert: Die Qualität der Vorbeurteilung ist hier schwerer zu überprüfen. Bei vorsichtiger Zusammenfassung gedanklich verwandter Zuordnungen ergeben sich auch für akute Betreuungssituationen beträchtliche Häufungen gelungener Vorbeurteilungen am Telephon. Eine tabellarische Zusammenfassung solcher Beziehungen zeigt jedoch, daß vereinzelte Beurteilungen oft extrem fehlschlagen. Diese Erkenntnis stützt die Bestimmungen gegen die Fernbehandlung im Österreichischen Ärztegesetz.

Eine naheliegende Frage ist, *ob durch ein vertretbares Maß vermehrter telephonischer Fragestellungen, vielleicht nach einem standardisierten Fragenset für die klassischen Notdienstthemen, eine Verbesserung der Vordiagnostik zu erreichen wäre.* Ein größerer Aufwand an Zeit und ärztlicher Amamnestik, so könnte argumentiert werden, könnte bessere Information liefern und die Vordiagnostik verbessern. Dies ist in mehreren Richtungen abzuwägen, doch neigt der Autor dazu, diesen Mehraufwand als sinnlos investiert anzusehen: Der Telephonarzt hat nicht die Aufgabe, Diagnosen zu stellen, sondern mit Hilfe diagnostischer Begriffe eine Dringlichkeitsreihung eintreffender Visiten herzustellen. Sogar eine gleich dringlich gereihte Fehldiagnose wäre für Zwecke des Notdiensteinsatzes (und der täglichen Praxis) ausreichend. Der vermehrte Aufwand für eine vertiefte Telephondiagnostik erscheint daher schon aus diesem Grund ungerechtfertigt. Es soll noch einmal betont werden, daß in der Telephondiagnostik unvermeidliche Fehlleistungen erwartet werden müssen. Mit einer Fernmethode wie der Telephondiagnostik lassen sich auch beim intensivsten Bemühen nur geringere Sicherheiten erreichen, als mit der direkten Begegnung zwischen Arzt und Patient. Auch eine vermehrte Investition an Zeit und Kunst kann die gegebene Unsicherheit der Methode nicht wettmachen. Es scheint, nach den Ergebnissen der Studie, wirkungsvoller, die Patienten, etwa durch einen *Patientenratgeber des Wiener Notdienstes* für die anerkannt häufigen diagnostischen Situationen vorzubereiten, weil nach den vorliegenden Ergebnissen der gut informierte Patient die größte Gewähr einer guten Telephonanamnese darstellt.

Die Vorangabe 2500 Asthma Bronchiale und ihre diagnostischen Folgerungen nach Besuch im Nachtdienst

Aufgliederung von 114 Vorangaben dieser Zuordnung nach abschließenden diagnostischen Begriffen und deren Anzahl.

Code	Klassifizierung	Anzahl
720	Diabetes mellitus	1
1955	Pulmonalembolie	1
2005	Rechtsherzinsuffizienz	1
2010	Linksherzinsuffizienz	1
2115	chron. cerebrale Insuffizienz	1
2420	akute Bronchitis	5
2495	Emphysem	2
2500	Asthma Bronchiale	65
4520	Fieber ohne sonst Befund	1
	Summe	78
	nicht weiter verfolgt	36

Die Vorangabe 2500 Asthma Bronchiale und ihre diagnostischen Folgerungen nach Besuch im Tagdienst

Aufgliederung von 93 Vorangaben dieser Zuordnung nach abschließenden diagnostischen Begriffen und deren Anzahl.

Code	Klassifizierung	Anzahl
720	Diabetes mellitus	1
2005	Rechtsherzinsuffizienz	1
2010	Linksherzinsuffizienz	2
2015	Herzinsuff undefiniert	1
2420	akute Bronchitis	5
2475	Pneumonie	3
2500	Asthma bronchiale	56
4600	Herzklopfen	1
4655	Übelkeit	1
5200	Hämatom	1
	Summe	71
	nicht weiter verfolgt	12

Die Vorangabe 2500 Asthma Bronchiale und ihre diagnostischen Folgerungen vor Besuch im Nachtdienst

Aufgliederung von 82 Ergebnissen nach dieser telephonischen Zuordnung.

Code	Klassifizierung	Anzahl
520	Krebsschmerz, Injektion	1
1950	Stenokardie	1
2420	Bronchitis	1
2500	Asthma bronchiale	65
4520	Fieber ohne sonst. Befund	1
4620	Dyspnoe	11
4700	Bauchkolik	1
7705	Tracheostoma	1
	Summe	82

Die Vorangabe 2500 Asthma Bronchiale und ihre diagnostischen Folgerungen vor Besuch im Tagdienst

Aufgliederung von 74 Ergebnissen nach dieser telephonischen Zuordnung.

Code	Klassifizierung	Anzahl
1735	Vertigo	1
1950	Stenokardie	1
1995	Extrasystolie	1
2010	Linksherzinsufizienz	1
2400	ob. Atemwegsinfekt, Pharyngitis	1
2475	Pneumonie	1
2500	Asthma bronchiale	56
4015	Ischias	1
4620	Dyspnoe	11
	Summe	74

Die Vorangabe 4700 Bauchkoloik, Gallenkolik und ihre diagnostischen Folgerungen nach Besuch im Nachtdienst

Aufgliederung von 160 Vorangaben dieser Zuordnung nach abschließenden diagnostischen Begriffen und deren Anzahl.

Code	Klassifizierung	Anzahl
15	Durchfall und Erbrechen	11
410	Magenca	1
470	Collumca Uteri	1
485	Prostataca	1
515	andere Primärtumoren	1
720	Diabetes mellitus	1
1060	neurotische Depression	1
1065	Neurasthenie	1
1410	Nervenschmerz Thoraxbereich	1
1950	Stenokardie	1
2410	akute Tonsillitis	1
2420	akute Bronchitis	1
2480	grippaler Infekt	1
2500	Bronchialasthma	1
2685	Duodenalgeschwür	1
2700	Gastritis	4
2705	Dyspepsie	1
2715	Appendicitis	7
2740	Morbus Crohn	1
2745	Colitis Ulcerosa	1
2750	Angina abdominalis	1
2755	Ileus	2
2760	Divertikulitis	1
2765	Obstipation	1
2770	Diarrhoe (ohne Erbrechen)	1
2815	Gallenstein	9
2825	akute Pankreatitis	3
2920	Nierenstein	1
3035	Adnexitis	1
4500	Kollaps	1
4520	Fieber ohne sonst. Befund	2
4620	Dyspnoe	2
4665	Flatulenz	1
4675	Nierenkolik	6
4700	Bauchkolik,Gallenkolik	25
7805	akutes Abdomen	5
7815	Z.n. Gastrektomie	2
7830	Z.n.Appendektomie	1
7885	Z.n.Darmoperation	1
8280	Dauerkatheter	1
	Summe	106
	nicht weiter verfolgt	54
	Gesamtsumme	160

Die Vorangabe 4700 Bauchkolik, Gallenkolik und ihre diagnostischen Folgerungen nach Besuch im Tagdienst

Aufgliederung von 160 Vorangaben dieser Zuordnung nach abschließenden diagnostischen Begriffen und deren Anzahl.

Code	Klassifizierung	Anzahl
15	Durchfall und Erbrechen	16
415	Magenca	1
720	Diabetes mellitus	1
1060	neurotische Depression	2
1370	Grand Mal Epilepsie	1
1910	erhöhter Blutdruck	3
1950	Stenokardie	1
2115	chron cerebr Insuffizienz	1
2215	Thrombangitis obliterans	1
2400	oberer Atemweginfekt, Pharyngitis	1
2410	akute Tonsillitis	1
2420	akute Bronchitis	2
2475	Pneumonie	3
2480	grippaler Infekt	3
2675	Magengeschwür	1
2700	Gastritis	7
2705	Dyspepsie	3
2715	Appendicitis	6
2735	Hernie	3
2740	Morbus Crohn	1
2755	Ileus	3
2760	Divertikulitis	2
2765	Obstipation	1
2770	Diarrhoe (ohne Erbrechen)	1
2785	Analfissur	1
2790	Rectumprolaps	1
2810	Lebercirrhose	1
2815	Gallenstein	7
2820	akute Cholecystitis	2

Code	Klassifizierung	Anzahl
2825	akute Pankreatitis	1
2830	Haematemesis, Melaena	2
2910	akute Pyelitis	1
2920	Nierenstein	1
2935	Harnwegsinfekt	6
3035	Adnexitis	3
3135	abnorme uterine Blutung	1
4020	Kreuzschmerz	1
4500	Kollaps	1
4525	Schwäche	1
4560	Ikterus	1
4655	Übelkeit	3
4665	Flatulenz	1
4675	Nierenkolik	6
4700	Bauchkolik,Gallenkolik	17
4715	Ascites	1
5160	Schädelprellung	1
7805	akutes Abdomen	6
	Summe	131
	nicht weiter verfolgt	40

Das diagnostische Ergebnis 4700 Bauchkolik, Gallenkolik und seine Vorangaben vor Besuch im Nachtdienst

Code	Klassifizierung	Anzahl
485	Prostataca	1
2700	Gastritis	1
2715	Appendicitis	1
2740	Morbus Crohn	1
3310	Abortus	1
4525	Schwäche	1
4700	Bauchkolik, Gallenkolik	25
	Summe	31

Das diagnostische Ergebnis 4700 Bauchkolik, Gallenkolik und seine Vorangaben vor Besuch im Tagdienst

Code	Klassifizierung	Anzahl
15	Erbrechen und Durchfall	1
900	Eisenmangelanämie	1
1735	Vertigo	1
2700	Gastritis	4
2735	Hernie	1
2765	Obstipation	1
4020	Kreuzschmerz	1
4500	Kollaps	1
4520	Fieber ohne sonst. Befund	1
4640	Schmerzen im Brustkorb	1
4655	Übelkeit	2
4675	Nierenkolik	2
4700	Bauchkolik, Gallenkolik	17
	Summe	34

Das diagnostische Ergebnis 8480 plötzlicher Tod und seine Vorangaben vor Besuch im Nachtdienst

Code	Klassifizierung	Anzahl
440	Bronchusca	1
4525	Schwäche	1
	(für einen Patienten)	

Das diagnostische Ergebnis 8480 plötzlicher Tod und seine Vorangaben vor Besuch im Tagdienst

Code	Klassifizierung	Anzahl
720	Diabetes mellitus	1
1950	Stenokardie	1
2015	Herzinsuffizienz ohne nähere Angabe	1
4500	Kollaps	2
4620	Dyspnoe	2
8480	plötzlicher Tod	4

Ausgewertet wurden 9 Ergebnisse, für die mehrere Bezeichnungen vor Besuch verwendet wurden.

Die Vorangabe 8480 plötzlicher Tod und ihre diagnostischen Folgerungen nach Besuch im Tagdienst

Code	Klassifizierung	Anzahl
8480	plötzlicher Tod	4

Im Nachtdienst keine solche Vorangabe.

Kapitel 9

Diagnostische Zuordnungen und Alter der Patienten

9.1 Altersstruktur

Die Altersstruktur der auswertbaren Patienten im Tag- und Nachtdienst

	Tagdienst		Nachtdienst	
Alter	Anzahl	%	Anzahl	%
-10	114	6,49	111	7,67
-20	73	4,16	86	5,94
-30	124	7,06	148	10,23
-40	151	8,60	164	11,33
-50	168	9,57	151	10,44
-60	207	11,79	161	11,13
-70	259	14,75	214	14,79
-80	373	21,24	247	17,07
-90	287	16,34	165	11,40
Summe	1756	100,00	1447	100,00

Für diese Untersuchung des Wiener Notdienstes wurden 1787 Einsätze an Wochenendtagen und 1460 Einsätze in Wochentagsnächten erhoben. Für den Tagdienst liegen die Altersangaben von 1756 Patienten (98,3%) und für den Nachtdienst von 1447 Patienten (99,1%) vor. Über sie liegen 2545 diagnostische Zuordnungen im Tagdienst und 1279 Zuordnungen im Nachtdienst vor.

An diese ersten Ergebnisse sind weitere Fragen anzuschließen:

- Welche Altersgruppen verwenden den Notdienst bevorzugt und wie unterscheidet sich das Alter der Notdienstpatienten von dem der Wiener Bevölkerung?

- Welche Erkrankungen werden bevorzugt in besonderen Altersgruppen besucht?

- Gibt es Altersunterschiede bei Visiten und diagnostischen Ergebnissen im Tag- und Nachtdienst?

Die eingangs dargestellte Altersverteilung der besuchten Patienten entspricht offensichtlich nicht der Altersverteilung aller Wiener: In der Wiener Bevölkerungsstatistik, die eine andere Aufteilung als nach Dekaden pflegt, finden sich 9,4% aller Wiener im Lebensalter über 75, 15,5% zwischen 60 und 75. Die im Nachtnotdienst besuchten Patienten über 60 ergeben 43,26 % aller Notdienstpatienten, die Bevölkerung des gleichen Lebensalters stellt nur 24,9% der Wiener Gesamtbevölkerung. Im Tagdienst sind sogar 52,33% aller Patienten über 60.

Die Bevölkerungsgruppe unter 30, die angesichts der ungleichen Einteilungen noch vergleichbar ist, macht in der Wiener Bevölkerung 35,9% aus, im Notdienst bei Tag (am Wochenende) 17,71%, bei Nacht (unter der Woche) immerhin 23,84%.

Die Notdienststatistik entsteht nicht durch Aufzeichnung der natürlichen Morbidität der Wiener Bevölkerung:

Erscheint ein Patient in der Statistik, so haben mehrere Auswahlprozesse stattgefunden:

- Die Erkrankung ist im Notdienstzeitraum soweit gediehen, daß ärztliche Hilfe nötig schien.

- Patient(in) oder Angehörige haben sich entschieden, den Notdienst in Anspruch zu nehmen (nicht den Hausarzt abzuwarten, nicht die Rettung anzurufen, nicht Selbstbehandlung – nach Rückfrage am Telephon – durchzuführen).

- Der Telephonarzt hat mit dem Anrufer entschieden, daß eine Visite nötig ist, um das Problem befriedigend zu lösen.

Die angegebene Altersverteilung spiegelt also nur ungefähr die Altersverteilung der Erkrankten, obwohl sie mit dieser in schwer klärbarer kausaler Beziehung steht. Die Altersverteilung läßt aber gewiß Aussagen über das Arbeitsfeld der Notärzte zu:

Im Chi-Quadrat-Test ergibt sich eine signifikant unterschiedliche Altersverteilung der tags und nachts besuchten Patienten: Hohes Alter der Patienten ist ein Entscheidungsfaktor mehr, der für den Besuch spricht. Patienten der Lebensalter 70 bis 80 und 80 bis 90 werden bei Tag häufiger besucht als im Nachtdienst. Patienten zwischen 30 und 40 und zwischen 40 und 50 werden bei Nacht häufiger besucht als im Tagdienst. Dies sind die Schwerpunkte der unterschiedlichen Altersverteilung.

Die Frage nach Betreuungsschwerpunkten in bevorzugten Lebensaltern ist wieder keine Frage nach dem vollen Maß von Erkrankungen auch nur in der besuchten Bevölkerungsgruppe: Mit der Notdienstintervention wird nur ein Teil der Erkrankungen eines Menschen betreut, nur ein Teil wird diagnostisch erkannt, schriftlich festgehalten, und erreicht so unsere Statistik.

Auf der Suche nach diagnostischen Ergebnissen, die in einzelnen Altersgruppen bevorzugt gefunden werden, wurde die folgende Methodik angewendet:

Diagnostische Ergebnisse aus den vier Dienstabschnitten wurden nach Altersgruppen aufgeschlüsselt. Die Altersgruppen betrafen Zehnjahresabschnitte wie 1 bis 10, 11 bis 20,...71 bis 80. Die Daten wurden nicht jenseits des Alters von 90 erhoben. Die derart gewonnenen alterbezogenen Häufigkeiten einer Klassifizierung in den vier Dienstabschnitten wurden durch Chi-Quadrat-Test verglichen mit den gleichartig gegliederten Patientenanzahlen der Gesamtstudie des jeweiligen Dienstabschnittes.

Signifikante Unterschiede werden in der folgenden Tabelle durch „+"; nichtsignifikante Unterschiede durch „−" ausgedrückt. Ist kein Test erfolgt, wird „o" gesetzt. Neben der Aussage zum Test ist die nach Prozentvergleich bevorzugte Altersgruppe genannt.

9.2 Diagnostische Zuordnugen

Altersbezug von diagnostischen Ergebnissen

Code	Klassifizierung	Untersuchter Dienstabschnitt							
		T-vor		T-nach		N-vor		N-nach	
15	Durchfall, Erbrechen	+	20-40	+	20-30	−		+	20-30
520	Krebsschmerz, Inj.	+	50-60	o		+	60-70	o	
720	Diabetes mellitus	−		−		−		o	
1410	Nervenschmerz Thorax	o		o		o		−	
1735	Vertigo, Menière	+	80-90	o		+	60-80	o	
1910	erhöhter Blutdruck	−		+	70-80	o		o	
1940	Herzinfarkt	o		+	60-70	o		o	
1950	Stenokardie	+	70-80	+	60-80	+	70-80	+	60-70
2420	akute Bronchitis	o		−		o		+	0-20
2475	Pneumonie	−		o		o		o	
2480	grippaler Infekt	o		+	0-10	o		−	
2500	Bronchialasthma	+	50-60	+	50-60	+	50-60	+	60-70
2700	Gastritis	o		o		−		o	
4015	Ischias	+	40-50	+	50-60	−		o	
4020	Kreuzschmerz	−		−		−		o	
4080	Beinschmerzen	−		o		o		o	
4500	Kollaps	+	60-80	−		−		o	
4520	Fieber o.sonst. Bef.	+	0-10	o		+	0-10	+	0-20
4525	Schwäche	+	80-90	o		o		o	
4620	Dyspnoe	+	70-80	o		+	80-90	o	
4655	Übelkeit	o		o		−		o	
4675	Nierenkolik	+	20-30	−		+	30-40	+	30-50
4700	Bauch-, Gallenkolik	+	20-30	−		−		−	

Ergab das Testverfahren für die Zuordnung eine Altersverteilung, die signifikant von der Altersverteilung des Dienstabschnittes abwich, so wurde durch Berechnung der Anteilsprozente von Altersgruppen in beiden Zahlenreihen jene Dekade bestimmt, in der der größte Altersunterschied zwischen allen Patienten des Dienstabschnittes und den Patienten mit nur der untersuchten Klassifizierung lag. War durch kleine Zahl keine sichere Trennung mehrerer Dekaden möglich, so wurde eine größere Anzahl von Dekaden als Ergebnis festgehalten.

Signifikante Unterschiede ($p > 0,05$) bedeuten, daß die Altersstruktur bei einer Klassifizierung von der Altersstruktur im Dienstabschnitt abweicht. Ist im Test kein signifikanter Unterschied gefunden worden, so bedeutet dies, daß die Menge betreuter Patienten mit dieser Zuordnung der Altersverteilung der besuchten Patienten entspricht, also einen beträchtlichen Schwerpunkt im höchsten Lebensalter besitzt.

Wo finden sich signifikante Unterschiede, die Betreuungsschwerpunkte aufzeigen? Hier sind nicht die Daten zur Telephonanamnese heranzuziehen, die dem Verständnis des Hilferufes mehr dienen, als der epidemiologischen Forschung. Die Beurteilungen nach Besuch geben echten Aufschluß über Häufigkeiten von Erkrankungen bei besuchten Patienten definierten Lebensalters. Sie sind in zwei große Gruppen zu gliedern:

- Herz-Kreislaufpatienten und

- Fieberpatienten

Die Endergebnisse der notärztlichen Risikoabklärung bei Herz-Kreislaufproblemen ergeben sich als Klassifizierungen mit Schwerpunkten

- bei 70-80 für erhöhten Blutdruck 1910,

- bei 60-70 für Herzinfarkt 1940,

- bei 60-80 tags und 60-70 nachts für Stenokardie 1940

Produkt dieser Risikoabklärung bedrohlich erscheinender Thoraxsymptome ist auch das häufige Auftreten von 1410, Nervenschmerz im Thoraxbereich, der altersunabhängig gefunden wird. Es liegt nahe, den Einstieg in diese Risikoabklärung bei den Symptomen 4500 Kollaps, 4525 Schwäche, 4620 Dyspnoe und 4655 Übelkeit zu sehen, die in der Telephonanamnese dem höheren Lebensalter signifikant häufiger zugeschrieben werden, und dies auch bei Vergleich mit der merklich alterslastigen Notdienstpatientengruppe!

Nach dem Besuch finden sich altersabhängig verschiedene Ergebnisse auch in den folgenden Fällen:

Als Ergebnis nach Besuch ist eher mit Herzinfarkt oder Stenokardie zu rechnen, wenn der Patient 60-70 ist. Ist er 70-80, so gehört er bei vielleicht gleichem Einstieg eher der Gruppe Hochdruckkranker an. Schwindelzustände ältester Menschen von 80-90 bei Tag und 60-80 bei Nacht werden offenbar vom Telephonarzt häufiger zugelassen, als die jüngerer Patienten. Fieberpatienten oder infektiös Erkrankte, auch mit Gastroenteritissymptomatik, kommen vor allem aus den ersten Lebensdekaden.

Verwandte Gedankengänge ermöglichen auch die Deutung der folgenden Testergebnisse kombinierter Zuordnungen:

9.3 Gruppenvergleiche

Unter den oben genannten Verfahrensbedingungen wurden auch sinnvolle Kombinationen von Symptomen oder Diagnosen addiert und mit der Altersverteilung des Dienstabschnittes verglichen. Es sind dies besonders Kombinationen, die auf der Ebene der primärärztlichen Erstkonsultation nicht sicher zu unterscheiden sind, oder die sprachlich und begrifflich nahe beieinander liegen. *Signifikante Unterschiede (p > 0,05) bedeuten, daß die Altersstruktur bei einer Diagnose oder Diagnosengruppe von der Altersstruktur im Dienstabschnitt abweicht.* Signifikante Unterschiede werden durch „+"; nicht-signifikante Unterschiede durch „–" ausgedrückt. Ist kein Test erfolgt, wird „o" gesetzt. Neben der Aussage zum Test ist die nach Prozentvergleich bevorzugte Altersgruppe genannt.

	Untersuchter Dienstabschnitt						
Bezeichnungen und Codes	T-vor		T-nach		N-vor		N-nach
Dringliche psychische Beschwerden 1000,1015,1020,1025, 1035,1040,1045,1050, 1060,1065,1150,1155, 1200:	–		o		–		o
Dringliche Blutdrucksymptome: 1910,1915,1935:	+	60-70	–		+	60-80	+	70-80
Stenokardiforme Beschwerden: 1940,1945,1950:	+	70-80	+	60-80	+	70-80	+	70-80
Herzinsuffizienz: 2005,2010,2015:	–		+	80-90	–		+	80-90
Kardiovasculäre Symptome: 1910,1915,1935,1940, 1945,1950:	+	70-80	+	50-60	+	70-80	+	70-80
Cerebrovasculäre Störungen: 2105,2110,2115:	+	70-80	+	70-90	+	70-90	+	70-80
Atemwegsinfekt: 2400,2405,2410,2415, 2420,2475,2480:	+	0-10	+	0-10	+	0-10	+	0-10

Bezeichnungen und Codes	Untersuchter Dienstabschnitt			
	T-vor	T-nach	N-vor	N-nach
Atemnot aus pulmonaler Ursache: 4620,2500,2415:	+ 70-80	o	+ 70-90	o
Kreuzschmerzen: 4015,4020:	+ 40-50	o	+ 30-40	o
Dringliche Bauchsymptome: 2675,2685,2700,2705, 2715,2735,2755,2765, 2770,2815,2820,2825, 2830,15,4700	+ 20-30	−	+ 20-30	+ 20-30
akute Nierensymptome: 2910,2935,4675:	o	−	o	−
Bewegungsapparat: 3905,3910,3940,3975, 3980,3990,4005,4010, 4015,4020,4030,4080:	+ 50-60	+ 50-70	−	−

In dieser Zusammenfassung spärlich gesäter Daten ergeben sich Bestätigungen von Erwartungen, die schon bei der ersten Testserie und Tabelle nahelagen:

Auch die Zusammenfassung zu *dringlichen psychischen Beschwerden* nach Besuch bringt wegen der seltenen Psychodiagnostik keine testfähige Gruppe zustande. Vor Besuch (also im Zustand höherer Unsicherheit) ist ein Test möglich und es gibt keinen Altersunterschied.

Herzinsuffizienzformen sind im Notdienst bevorzugt dem höchsten Lebensalter 80-90 zuzuordnen. Kreuzschmerzformen, die in wechselndem Vokabular klassifiziert wurden, werden in der Altersgruppe der beruflich aktiv Tätigen gehäuft gefunden. Die Fieber- und Atemwegsinfektpatienten in mehreren Varianten, einschließlich der nicht durch Fieber bestimmten Bronchitis, sind in den jüngsten Lebensaltern am häufigsten besucht worden. Interessant die altersmäßig parallele Verteilung aller Nierensymptome, während die Nierenkolik bei den Jüngeren bevorzugt auftrat. Bei Einschluß der Gastroenteritissymptomatik sind die dringlichen Symptome des Abdomens vorwiegend den jungen Patienten zuzuordnen.

Auch nach dem Kapitel über die Ergebnisse und Irrtümer der Telephondiagnostik erscheint es wichtig, darauf hinzuweisen, daß bei Bearbeitung von Alter und Diagnostik ein Wandel signifikanter Ergebnisse zwischen Berufung und Besuchsabschluß zu erkennen ist:

Sind die Ergebnisse nach Besuch signifikant zugunsten einer anderen Altersgruppe verschoben als nach der telephonischen Erstbeurteilung, so muß zumindest eine altersbezogen ausgezeichnete diagnostische Untergruppe im Topf aller Vorangaben versteckt gewesen sein. Diese zu finden, könnte dem Telephonarzt helfen, obwohl Sicherheit, wie belegt, am Telephon nie restlos zu erreichen ist.

Einige Beispiele: Wird nachts am Telephon Bronchialasthma 2500 klassifiziert, so ist die größte Anzahl der so benannten Patienten 70-80. Nach Diagnostik beim Hausbesuch verbleiben nur die Jüngeren bei dieser Zuordnung. Ältere Patienten ergeben andere diagnostische Ergebnisse und wir haben zuvor, beim Thema Telephonanamnese, eine differentialdiagnostische Aufgliederung der Ergebnisse nach dieser Vorangabe gesehen. Die Beispiele lassen sich nach der Vorstellungskraft des Lesers weiterführen. Da aber eine bessere Beweisführung für diese Angaben zum diagnostischen Prozeß aussteht, soll die Zuordnung von Klassifizierungen und Erkrankungsformen an Altersgruppen nur mehr bis zu diesem gut belegbaren Beispiel vorangetrieben werden.

Kapitel 10

Geschlechterverteilung der Notdienstpatienten

Der Notdienst wird bei Tag und Nacht von Frauen und Männern in Anspruch genommen. Der Mediziner verbindet mit einem Krankheitsbegriff klarere Vorstellungen, wenn er dazu das Geschlecht, das Alter oder andere persönliche Kennzeichen des Patienten erfährt. An unsere Notdienstdaten waren in diesem Zusammenhang die folgenden Fragen möglich:

- Wie ist die Verteilung der Geschlechter in der besuchten Bevölkerungsgruppe und in welchem Verhältnis steht sie zur Bevölkerung Wiens?

- Im Vergleich mit dieser Verteilung: Gibt es Zuordnungen, die bevorzugt für weibliche oder männliche Patienten erstellt werden?

- Wenn ein Geschlecht bevorzugt eine Klassifizierung trägt: ist diese nur bei Tag , nur bei Nacht, vor und nach Besuch, nur nach Besuch, nur vor Besuch nachzuweisen?

Als Prüfverfahren für das Material aus den schon erstellten Tabellen diagnostischer Zuordnungen diente der Chi-Quadrat-Test bei einer Irrtumswahrscheinlichkeit von $p < 0,05$.

Ergebnisse lassen sich in folgender Form erwarten:

- Für eine Zuordnung in den verschiedenen Dienstabschnitten ergibt sich kein signifikanter Geschlechtsunterschied: die Zuordnung folgt der Gesamtverteilung der Geschlechter in der Studie.

- Es ergibt sich ein signifikanter Geschlechtsunterschied nach Besuch oder vor Besuch und nach Besuch: die Erkrankung wird dann von diesem Geschlecht öfter erlebt und im zweiten Fall vor Besuch gleich oft wahrgenommen.

- Der Geschlechtsunterschied ergibt sich nur vor Besuch:

  Die diagnostische Zuordnung wird dann geschlechtsabhängig verschieden aufgelöst und führt zu geschlechtsabhängig verschiedenen diagnostischen Weiterungen.

Nach diesen Vorüberlegungen sind die folgenden Testergebnisse aus unserem Material mitzuteilen:

10.1　Vergleich der diagnostischen Ergebnisse in den vier Dienstabschnitten

Geschlechtsunterschiede innerhalb von Diagnosen oder Diagnosengruppen

Signifikante Unterschiede werden durch „+"; nicht-signifikante Unterschiede nach Testung durch „−"; ausgedrückt. Ist kein Test erfolgt, wird „o" gesetzt. Diagnosen(gruppen) mit untestbar kleinen Summen sind hier ausgelassen. Ergibt sich ein signifikanter Unterschied, so wird durch M oder F das Überwiegen von Männern oder Frauen dargestellt.

Klassifizierung	Untersuchter Dienstabschnitt							
	T-vor		T-nach		N-vor		N-nach	
Geschlechtsverteilung des Dienstabschnittes Zahlen								
männlich	1011		499		702		364	
weiblich	1534		780		1114		587	
Prozentzahlen (gerundet)								
mänlich	40		39		39		38	
weiblich	60		61		61		62	
Infekt. und parasit. Erkrankungen	−		−		−		−	
15 Durchfall und Erbrechen	−		+	F	−		−	
15 und 2770 (Diarrhoe)	o		+	F	−		+	F
Neoplasmen	+	F	−		−		+	F
520 Krebsschmerz, Inj. nötig	−		o		−		o	
Endokrine und metabolische Erkrankungen	−		−		−		−	
720 Diabetes mellitus	+	F	−		−		o	
720 und 725 (Hypoglykämie)	−		−		−		−	
und 4805 (Hyperglykämie)	−		−		o		+	F
Psychische Störungen und Erkrankungen	−		+	F	−		−	
Erkrankungen des Nervensystems	−		−		−		−	
1380 Migräne	+	F	o		−		o	
1380 und 4585 (Kopfschmerz)	+	F	−		−		o	
1410 Nervenschmerz Thorax	o		−		o		−	

| | Untersuchter Dienstabschnitt | | | |
Klassifizierung	T-vor	T-nach	N-vor	N-nach
Ohrenerkrankungen	o	o	+	o
1735 Vertigo, Menière Krankheit	+ F	+ F	+ F	o
Kardiovasculäre Erkrankungen	−	−	−	−
1910 erhöhter Blutdruck	−	−	+ F	+ F
1935 Hochdruckkrise	o	o	o	o
1910 und 1935	−	o	−	+ F
1940 Herzinfarkt	o	−	o	o
1945 koronare Herzkrankheit	−	−	−	o
1950 Stenokardie	−	+ M	−	+ M
1940 und 1945 und 1950	−	−	+ M	+ M
1980 WPW-Syndrom	o	o	o	o
1985 Paroxysmale Tachykardie	o	o	o	o
1990 Vorhofflimmern	o	o	o	o
1995 Extrasystolie	o	o	o	o
4600 (Tachykardie) und 1980 und 1985 und 1995	−	−	−	−
und zusätzlich 1990	−	−	o	+ F
2005 Rechtsherzinsuffizienz	o	o	o	o
2010 Linksherzinsuffizienz	o	−	o	o
2015 Herzinsuffizienz undef.	−	−	o	−
2005 und 2010 und und 2015	−	−	−	−
Cerebrovasculäre Erkrankungen	+ M	−	−	−
2105 Cerebraler Insult	−	−	−	o
2110 TIA	o	−	o	o
2105 und 2110	−	−	−	o
Peripher-vasculäre Erkrankungen	−	−	o	o
Erkrankungen der Atemwege	−	−	−	−
2400 ob. Atemwegsinf. Pharyngitis	−	+ F	o	o
2410 akute Tonsillitis	+ M	−	−	−
2420 akute Bronchitis	−	−	+ M	−
2475 Pneumonie	−	−	−	+ F
2400 und 2480 (gripp. Inf.)	−	−	+ M	−
2500 Bronchialasthma	+ M	−	−	−
Erkrankungen des Verdauungssystems	−	+ M	−	+ M
2700 Gastritis	−	−	−	−
2705 Dyspepsie	o	o	o	o
2700 und 2705	+ F	−	−	−

Klassifizierung	Untersuchter Dienstabschnitt			
	T-vor	T-nach	N-vor	N-nach
Erkrankungen des Urogenitalsystems, Gravidität	−	+ F	−	−
Erkrankungen des Bewegungsapparates	−	−	−	−
4005 lumbaler Discusprolaps	o	−	o	−
4015 Ischias	−	−	−	−
4020 Kreuzschmerz	+ F	+ F	−	−
4080 Beinschmerzen	−	o	o	o
Einzelsymptome und schlecht definierte Beschwerden	−	−	−	−
4500 Kollaps	+ F	−	−	+
4520 Fieber o.sonst.Befund	−	+ M	−	−
4600 Herzklopfen (siehe 1980)	o	o	−	o
4620 Dyspnoe	−	o	−	o
4655 Übelkeit	−	−	−	o
4675 Nierenkolik	+ M	−	+ M	+ M
4700 Bauch-, Gallenkolik	−	−	−	−
Trauma	+ M	+ M	−	o
Operationen und deren Folgen oder Indikationen	+ M	−	+ M	+ M
8280 Dauerkatheter	−	o	+ M	o

Diese Übersicht bedarf einer genaueren Bearbeitung, um weitere Aussagen zu geben:

10.2　Tagbesuch

Zuordnungen, die nach Besuch geschlechtsabhängig auftreten

Code	Klassifizierung	bevorzugt
15	Durchfall und Erbrechen	F
15	und 2770 (Diarrhoe)	F
Gruppe:	Psychische Störungen und Erkrankungen	F
1950	Stenokardie	M
2400	ob. Atemwegsinfekt, Pharyngitis	F
Gruppe:	Erkrankungen des Verdauungssystems	M
Gruppe:	Erkrankungen des Urogenitalsystems, Gravidität	F
4520	Fieber ohne sonstigen befund	M

Zuordnungen, die vor und nach Besuch geschlechtsabhängig auftreten

Code	Klassifizierung	bevorzugt
1735	Vertigo, Menière Krankheit	F
4020	Kreuzschmerz	F
Gruppe:	Trauma	M

10.3   Nachtbesuch

Zuordnungen, die nach Besuch geschlechtsabhängig auftreten

Code	Klassifizierung	bevorzugt
15	und 2770 Erbrechen und Durchfall, Diarrhoe	F
Gruppe:	Neoplasmen	F
720	725,4585:	
	Diabetes mellitus, Hypoglykämie, Hyperglykämie	F
1910	1935 arterielle Hypertonie, Hochdruckkrise	F
1950	Stenokardie	M
4600	1980, 1985, 1990, 1995, (Rhythmusstörungen)	F
2475	Pneumonie	F
Gruppe:	Erkrankungen des Verdauungssystems	M

Zuordnungen, die vor und nach Besuch geschlechtsabhängig auftreten

Code	Klassifizierung	bevorzugt
1910	erhöhter Blutdruck	F
1940	1945, 1950 (koronare Diagnosen)	M
4675	Nierenkolik	M
Gruppe:	Operationen und deren Folgen oder Indikationen	M

Eine Deutung dieser Ergebnisse kann nur in Richtung der natürlichen Morbidität oder immerhin in Richtung der Häufigkeiten gehen, die in einer Allgemeinpraxis im mitteleuropäischen Raum zu erheben sind. Die schon einmal zum Vergleich herangezogene Second Morbidity Study aus Großbritannien 1971/72 gibt für die kompatiblen Klassifizierungen, also für jene, die mit den verwendeten Klassifizierungen deckungsgleich sind, Aufschluß:

Nicht verglichen werden konnten

Code	Klassifizierung
2400	und 4020 sowie die Gruppe Operationen

Beim Vergleich aller anderen genannten Klassifizierungen ergab sich weitgehende Übereinstimmung zwischen der Geschlechtsprävalenz dieser Notdienststudie und den Prävalenzzahlen aus der englischen Allgemeinpraxis:

Dies trifft zu für:

Überwiegen von Frauen bei

Code	Klassifizierung
Gruppe	Neoplasmen
Gruppe	Psychische Störungen und Erkrankungen
Gruppe	Erkrankungen des Urogenitalsystems, Gravidität
720	Diabetes mellitus
1910	erhöhter Blutdruck
1735	Vertigo

Überwiegen von Männern bei

Code	Klassifizierung
Gruppe	Erkrankungen des Verdauuungssystems
1950	Stenokardie
4520	Fieber ohne sonstigen Befund
4675	Nierenkolik

Dies trifft nicht zu für

Code	Klassifizierung
2475	Pneumonie
15	Gastroenteritis

Erstmals ergeben sich aus der Untersuchung Hinweise, daß wesentliche Anteile der sonst in der Allgemeinpraxis erlebten und betreuten natürlichen Morbidität im Notdienst versorgt werden. Dies heißt nicht, daß der Notdienst alle Erkrankungen betreut, sondern daß er bei einigen Erkrankungen von fast allen Erkrankten herangezogen wird.

Ganz andere Fragen ergeben sich bei Durchsicht jener Klassifizierungen, die nur vor Besuch, nicht aber nach Besuch geschlechtsdifferent gefunden werden: Hier sind neuerlich Überlegungen zur Telephonanamnese am Platz.

Bei Tag

Code	Klassifizierung	bevorzugt
Gruppe:	Neoplasmen	F
720	Diabetes mellitus	F
1380	Migräne	F
1380	und 4585 (Kopfschmerz)	F
Gruppe:	Cerebrovasculäre Erkrankungen	M
2410	akute Tonsillitis	M
2500	Bronchialasthma	M
4500	Kollaps	F
4675	Nierenkolik	M
Gruppe:	Operationen und deren Folgen oder Indikationen	M

Bei Nacht

Code	Klassifizierung	bevorzugt
2420	akute Bronchitis	M

Ist die Zuordnung nur vor Besuch zugunsten eines Geschlechts erhöht, dann aber nicht mehr geschlechtsbezogen erhöht, so ist jedenfalls eine Weiterentwicklung der diagnostischen Kenntnis anzunehmen, vom Symptom zu einer reiferen diagnostischen Klassifizierung, dabei aber auch ein geschlechtsabhängig verschiedener weiterer Gang mit anderer Benennung. Erfolgt das Angebot der Patienten mit fertigen Diagnosen, so sind diese im Folgenden widerlegt worden.

Die einzelnen Wege der Präzisierung von Klassifizierungen im Notdienst sind uns nicht faßbar, es darf jedoch als positiver Hinweis über den Notdienst angesehen werden, daß die Unsicherheit nur im dokumentierten Maß bei einigen Diagnosen auftritt und nicht bei wesentlich mehr Klassifizierungen merkbar wird.

Kapitel 11

Diagnostische Ergebnisse und Uhrzeit des Anrufes

In der Literatur der Allgemein- und Primärmedizin ist das Konsultations- und Berufungsverhalten von Patienten und Angehörigen gut erforscht. Die Symptome des Patienten sind darin nicht nur Signale einer Störung der Organfunktion, sie haben darüber hinaus Symbolwert und Bedeutung für den erkrankten Menschen und seine Lebenssituation. Es gilt als verständlich, daß eine längst vorhandene Störung zur Konsultation führt, wenn weitere Belastungen auftreten, die nun nicht mehr der Krankheit selbst zugehören, aber die Bereitschaft, Hilfe zu suchen, vermehren. Der Hilferuf enthält dann wohl die *angebotene Beschwerde* wird aber von Vertretern einer ganzheitlichen Medizin stets als Hilferuf des ganzen Menschen, oft auch seiner Angehörigen verstanden. Michael Balint nennt die angebotene Beschwerde eine *Eintrittskarte in die Konsultation.* Fernmündliche Hilferufe müssen nicht einmal sicher Hilferufe des angebotenen Erkrankten sein, auch der Berufende kann seinen Leidensdruck in das Angebot einer sonst kleinen Störung einbringen.

Es ist also aus der Organdiagnose allein kein sicherer Berufungsgrund abzuleiten. Vor allem kann der Zeitpunkt der Berufung gerade bei minder dringlichen Erkrankungen nicht als der Zeitpunkt des Entstehens der Erkrankung angesehen werden. Es kann nur angenommen werden, daß die Angst, der Leidensdruck oder die Menge bedrohlicher Symptome vor der Berufung intensiver oder dringlicher erlebt wurden als bis dahin. Im Notdienst werden bei Bestellungen noch banalere zeitliche oder ursächliche Zusammenhänge erlebt: Mit Ende von Fernsehsendungen erfassen die Menschen eine neu aufgetretene kleinere Gesundheitsstörung, insbesondere bei hilf- oder sprachlosen Familienmitgliedern. Mahlzeiten können Rachenschmerzen verstärken, einige Stunden nach einer Mahlzeit kann eine gastrointestinale Symptomatik verstärkt auftreten; mit dem allmählichen Erwachen am Morgen werden Fieberkrankheiten merkbar und führen, manchmal nach eigenen Therapieversuchen, manchmal sofort, zur Berufung. Nimmt die Angst über eine schon länger bestehende Erkrankung bei Therapieresistenz gerade am Wochenende zu, so erfolgt eine Notdienstberufung nach mehreren Tagen der Vorbehandlung, in denen der erreichbare Hausarzt nicht befragt wurde.

Ein Notdienst wird gewiß auch mit hochakuten Beschwerdebildern beschäftigt, die zweifellos unmittelbar bei Entstehen zur Berufung führten. Wenn bei einem

Familienmitglied unerwartet eine neue Gesundheitsstörung entsteht, so wird es eine versuchsweise Dringlichkeitsbeurteilung durch die anwesenden Mitmenschen oder durch kompetentere Helfer geben. Ist ein merklicher Verfall vitaler Funktionen erkennbar oder wird große Angst erlebt, so erfolgt die Berufung in unmittelbarem Zusammenhang zum Entstehen der Krankheit.

Für unser Forschungsunternehmen haben wir festzustellen: Der Zeitpunkt der Anmeldung einer Visite ist nur dann der Zeitpunkt des Entstehens der Krankheit, wenn erfahrene und informierte Mitmenschen die akute Gesundheitsstörung schnell richtig beurteilt haben – oder große Angst zu sehr dringlichen Hilferufen geführt hat. Bei anerkannt unbedrohlichen Gesundheitsstörungen oder chronischen Krankheiten, wie den Krebskrankheiten, ist anzunehmen, daß nur der Entschluß, Hilfe zu suchen, den Anruf steuert.

Aus den Daten des Notdienstes, die in dieser Untersuchung zur Verfügung stehen, ist der Zeitpunkt der Berufung regelmäßig zu entnehmen. Es liegt daher nahe, nach Zusammenhängen zum Konsultationsverhalten oder zur täglichen Epidemiologie zu fahnden. Gerade bei dringlichen Gesundheitsstörungen, wie den kardiovaskulären oder cerebrovaskulären Erkrankungen kann man bei einer 24-Stunden - Beobachtung hoffen, einen wesentlichen Beitrag zur tageszeitlichen Epidemiologie zu geben. Bei diesen – durch Leidensdruck und Aufgeklärtheit bewußt dringlich erlebten – Gesundheitsstörungen ist seltener zu erwarten, daß die Verweilzeit vor Berufung sehr lange ist.

Nach den Zielen dieses Teils der Untersuchung müssen auch einige kritische Aspekte erwähnt werden:

- Die aufgezeichneten Berufungen im Notdienst erfolgten an Wochenenden bei Tag und unter der Woche bei Nacht. Es ist daher nicht ganz richtig, sie als repräsentativ für jeden Tag oder jede Nacht anzusehen.

- Trotz der sehr großen Anzahl untersuchter Berufungen war die Verteilung diagnostischer Zuordnungen über zwölfstündige Zeiträume nicht immer testbar. Dann wurden größere Zeiträume oder größere, schon vorher als sinnvoll ausgewiesene Klassifizierungsgruppen zusammengefaßt. Bei solchen Zusammenfassungen wurden nur sinnvolle Kombinationen von miteinander verträglichen diagnostischen Einheiten hergestellt.

- Die verwendete Uhrzeit war stets die des Anrufes, obwohl auch andere Zeiten zur Intervention aufgezeichnet werden. Es sind damit alle Klassifizierungen in jedem Stadium diagnostischer Bemühung, vor Besuch und nach Besuch, auf den Zeitpunkt des Anrufes bezogen.

11.1 Zeitabhängiges Auftreten von Symptomen und Diagnosen

Für die nachfolgend genannten diagnostischen Zuordnungen wurde die stundenweise Inzidenz der Bestellungen für die zwölf Stunden des Tagdienst- oder Nachtdienstzeitraumes erhoben und mit der Häufigkeit des Auftretens der anderen Zuordnungen im selben Zeitraum verglichen. Für die Uhrzeitangaben wurden immer die Uhrzeiten der telephonischen Bestellung zugrundegelegt. Ein *und* zwischen den Code-Nummern besagt, daß vor Testung die Zahlen addiert wurden und der Test mit der Summe erfolgte. Im Chi-Quadrat-Test wurde eine Irrtumswahrscheinlichkeit von $p < 0,05$ zugrundegelegt. Signifikante Unterschiede werden durch „+"; nicht-signifikante Unterschiede nach Testung durch „−"; ausgedrückt. Ist kein Test erfolgt, wird o gesetzt. Nicht getestet wurde meist wegen zu kleiner Zahl. Als Ausweg bei kleiner Zahl wurden Inzidenzzahlen für größere Zeiträume zusammengezogen.

| | | Untersuchter Dienstabschnitt | | | |
Code	Klassifizierung	T-vor	T-nach	N-vor	N-nach
15	Durchfall und Erbrechen	−	o	−	−
15	und 2770 (Diarrhoe)	o	o	−	o
520	Krebsschmerz, Inj. nötig	−	o	−	o
	und alle Krebsdiagnosen	−	o	o	o
720	Diabetes mellitus	−	o	o	o
720	und 725 (Hypoglykämie)				
	und 4805 (Hyperglykämie)	−	o	−	o
	Dringliche psychische				
	Beschwerden	o	−	o	o
	1000, 1015, 1020, 1025,				
	1035, 1040, 1045, 1050,				
	1060, 1065, 1150, 1155,				
	1200				
1410	Nervenschmerz Thorax	o	o	o	+
1735	Vertigo, MeniΩre Krankheit	−	o	−	o
1910	erhöhter Blutdruck	−	o	o	−
1935	Hochdruckkrise	o	o	o	o
1910	1920, 1935, 1915	−	−	o	o
1940	Herzinfarkt	o	o	o	o
1945	koronare Herzkrankheit	o	o	o	o
1950	Stenokardie	−	+	o	o
1940	1945,1950	−	−	+	−
1980	WPW-Syndrom	o	o	o	o
4600	Herzklopfen	o	o	−	o
1985	Paroxysmale Tachykardie	o	o	o	o
1990	Vorhofflimmern	o	o	o	o
1995	Extrasystolie	o	o	o	o
4600	(Tachykardie) und 1980 und				
	1985 und 1995	o	o	+	+
2005	Rechtsherzinsuffizienz	o	o	o	o
2010	Linksherzinsuffizienz	o	o	o	o
2015	Herzinsuffizienz undef.	o	o	o	o
2005	und 2010 und 2015	o	−	−	−
2105	Cerebraler Insult	−	o	o	o

Code	Klassifizierung	Untersuchter Dienstabschnitt			
		T-vor	T-nach	N-vor	N-nach
2110	TIA	o	o	o	o
2105	2110, 2115	–	–	–	o
2400	ob. Atemwegsinf. Pharyngitis	o	o	–	o
2410	akute Tonsillitis	o	o	o	+
2420	akute Bronchitis	o	–	o	–
2475	Pneumonie	o	o	–	o
2480	grippaler Infekt	–	o	o	o
	Atemwegsinfekt: 2400,2405,2410,2415, 2420,2475,2480:	–	–	o	–
2500	Bronchialasthma	–	–	o	–
2700	Gastritis	o	o	–	o
4015	Ischias	–	–	–	–
4020	Kreuzschmerz	–	–	o	o
4080	Beinschmerzen	o	–	o	o
4015	und 4020	–	–	o	o
4500	Kollaps	–	–	–	+
4520	Fieber o. sonst. Befund	+	–	+	–
4620	Dyspnoe	–	o	+	o
4620	2500, 2415: Atemnot aus pulmonaler Ursache	–	–	o	o
4655	Übelkeit	–	o	+	o
4675	Nierenkolik	–	o	–	–
4700	Bauch-, Gallenkolik	–	o	+	+
	Dringliche Bauchsymptome: 2675,2685,2700,2705, 2715,2735,2755,2765, 2770,2815,2820,2825, 2830,15,4700;	–	–	o	0
	Bewegungsapparat: 3905,3910,3940,3975, 3980,3990,4005,4010, 4015,4020,4030,4080;	+	–	o	o
8480	plötzlicher Tod	o	o	o	o
7805	akutes Abdomen	o	o	o	o
8280	Dauerkatheter	o	o	–	o

Die genauere Analyse des zeitlich signifikant unterschiedlichen Auftretens von Klassifizierungen führt zu den folgenden Ergebnissen:

11.2 Klassifizierungen mit zeitlich variablem Auftreten

Die Zeitangabe bezeichnet den Zeitraum der vergleichsweise meisten Anrufe:

TAG/ TELEPHON

testbare Klassifizierungen oder Gruppen: 27,
   davon signifikant unterschiedlich verteilt: 2
     4520 Fieber ohne sonstigen Befund   11-12 Uhr
     Bewegungsapparat: 8-9 Uhr
     3905,3910,3940,3975,
     3980,3990,4005,4010,
     4015,4020,4030,4080;

TAG/NACH BESUCH

testbare Klassifizierungen oder Gruppen: 18,
   davon signifikant unterschiedlich verteilt: 1
     1950 Stenokardie   7-8 und 14-15 Uhr

NACHT/ TELEPHON

testbare Klassifizierungen oder Gruppen: 21,
   davon signifikant unterschiedlich verteilt: 6
     1940 und 1945 und 1950:   0-1 Uhr
     4600 und 1980 und 1985 und 1990 und 1995:
     (Herzrhythmusstörungen)   4-5 Uhr
     4520 Fieber ohne sonstigen Befund: 19-21 Uhr
     4620 Dyspnoe   23-24 Uhr
     4655 Übelkeit   19-20 Uhr
     4700 Bauchkolik, Gallenkolik   2-3 Uhr

NACHT/NACH BESUCH

testbare Klassifizierungen oder Gruppen: 15,
   davon signifikant unterschiedlich verteilt: 5
     1410 Nervenschmerz im Thoraxbereich   22-23 Uhr
     4600 und 1980 und 1985 und 1990 und 1995:
     (Herzrhythmusstörungen)   4-5 Uhr
     2410 akute Tonsillitis   20-21 Uhr
     4500 Kollaps   22-23 Uhr
     4700 Bauchkolik, Gallenkolik   23-24 Uhr

Die Ergebnisse sprechen nur zum Teil für sich selbst. Einige Interpretationsversuche können gewagt werden:

- Wenn der Telephonarzt in gewissen Zeiträumen große Anzahlen von koronar verdächtigen Beschwerdebildern besuchen läßt, so werden sich zu ähnlicher Uhrzeit harmlose Klassifizierungen nach Besuch wie 1410 Nervenschmerz im Thoraxbereich oder 4500 Kollaps gleichfalls häufen. Eine beträchtliche Anzahl von Fieberzuständen am Abend mündet in Klassifizierungen von 2410 Tonsillitis.

- Ob die Herzrhythmusstörungen ebenso der morgendlichen adrenergen Stimulation zuzurechnen sind, wie der belegbar am Morgen stärkst erhöhte Blutdruck, muß offen bleiben.

- Bei Nacht sind bedeutend mehr Erkrankungen ungleichmäßig verteilt als bei Tag. Dieses unregelmäßige Konsultationsverhalten könnte auch der Rücksichtnahme der Patienten gegen die Notdienstärzte oder dem eigenen Schlafbedürfnis der Patienten zugerechnet werden. Der Test ist jedoch auf die wechselnden Häufigkeiten der Bestellfrequenz von Visiten abgestimmt worden und ungleiche Verteilungen sind auf diese Bestellfrequenz bezogen. Es ist auch unwahrscheinlich, daß bei dringlichen Beschwerdebildern, wie besonders den vaskulären Notfällen, lange bis zur Berufung zugewartet wird. Natürlich werden, wegen des Schmerzes, auch abdominelle Koliken nicht lange aufgespart.

Für die dargestelllten Erkrankungen (vielleicht mit Ausnahme einiger undringlicher Fieberzustände) ist nach unseren Ergebnissen tatsächlich eine ungleichmäßige tageszeitliche Verteilung des Auftretens anzunehmen. Obwohl dies nur für wenige Erkrankungen belegt werden konnte, kann es doch als Hinweis für weitere Forschung dienen und sollte für die dargestellten Erkrankungen Anlaß vertiefter Überlegung über auslösende Umstände und Krankheitsmechanismen aus epidemiologischer Sicht werden.

Kapitel 12

Dringlichkeitszuordnung und Telephonprognostik

Wenn mehrere Hausbesuche zur Wahl stehen, soll der Besuch eher erfolgen, bei dessen Verzögerung dem Patienten Nachteile entstehen. Viele solche Nachteile sind vorstellbar: Verlängerte Schmerzzustände, eine unnötige Schädigung einer bis dahin gesunden Organfunktion, das Risiko einer erschwerten Folgetherapie, ein vitales Risiko der Bedrohung einer Überlebensfunktion des Organismus. Als Beispiele für die genannten Kategorien gibt die ärztliche Erfahrung unter vielen anderen den Ischiasschmerz, die einfache Operation bei nicht perforiertem Wurmfortsatz, den prognostisch günstigeren frühbehandelten Herzinfarkt.

Der Telephonarzt kann unter den vielen Einsätzen, die er mit den Anrufenden plant, einzelne bevorzugen: Sie sind bei Konkurrenz in der Funkleitstelle vorzuziehen. Dies sind die *dringlichen Visiten*. Die Bezeichnung dringlich ist eine betriebsinterne Zuschreibung, die besonders bei großer Inanspruchnahme bevorzugte Visiten auswählen hilft. Zusätzlich kann der Telephonarzt, nach den gesetzlichen Regeln über die Bevorzugung von Straßenbenützern, dem Einsatzwagen die Erlaubnis erteilen, die Straße mit Blaulicht zu befahren, wenn durch Verzögerung eine Gefährdung des Patienten entstehen könnte. Dies ist dann eine *blaue* oder *Blaulichtvisite*.

Wegen der beträchtlichen Unsicherheit der telephonisch mitgeteilten Informationen gilt die Telephonanamnese nicht als sichere Hilfe zur Beurteilung von Dringlichkeit oder Lebensbedrohung. Wie jeder vom Patienten entfernte Helfer, also auch der Allgemeinpraktiker in dieser Situation, ist der Telephonarzt auf die Mitteilungen der Patienten oder der Angehörigen angewiesen. Daher ist es von größtem Interesse für die Alltagsarbeit in der Praxis, welche Hinweise er verwendet, um aus der Telephonanamnese handlungsleitende prognostische Entscheidungsgrundlagen zu gewinnen.

Es sollen in diesem Teil der Studie die diagnostischen Begriffe untersucht werden, die der Telephonarzt verwendet, um bei einem Hausbesuch die Notwendigkeit für einen dringlichen oder Blaulichteinsatz festzulegen. Die Häufigkeit der Erkrankungen, die bei dringlichen und Blaulichtvisiten vor Einsatz angenommen werden, soll mit den Häufigkeiten bei normalen Notdienstvisiten verglichen werden. Die Untersuchung umfaßt Tagdienst und Nachtdienst.

12.1   Die Häufigkeit beschleunigter Visiten

Von 1787 Berufungen bei Tag, die zu Hausbesuchen im Wochenendnotdienst führten, wurden 440 (24,6%) als dringlich ausgezeichnet, 155 andere (8,7%) als blau.
Im Wochentagsnachtdienst wurden von 1460 Visiten 251 (17,2%) als dringlich
bezeichnet, 147 (10%) als blau.

In jedem Dienst gibt es mehr dringliche als Blaulichtvisiten, und dies in statistisch signifikantem Ausmaß. Daraus ist unter anderem abzuleiten, daß verschiedene Entscheidungsgrundlagen zur Deklaration dringlich oder blau geführt
haben.

Nachts werden signifikant weniger Visiten als dringlich bezeichnet als bei Tag,
vielleicht, weil die gleichmäßige Anforderung aller Visiten kaum nahelegt, Einzelvisiten hervorzuheben. Der Dienst kann offenbar mit den Forderungen der
Berufenden Schritt halten und es bedarf keiner Auswahl.

Zwischen den Anzahlen von Blaulichtvisiten bei Tag und bei Nacht besteht im
Vergleich mit der Gesamtheit von Besuchen kein signifikanter Unterschied. Dies
legt nahe, an eine Gleichverteilung lebensbedrohlicher Erkrankungen zu denken.
Es kann aber, wie immer in dieser Untersuchung,

- an der Epidemiologie der Krankheiten liegen, die einen hochdringlichen Besuch brauchen: wenn nachts gleich viele hochdringliche Erkrankungen wie
  bei Tag auftreten; aber auch

- an der Entscheidung der Patienten, derartige Gesundheitsstörungen an den
  Notdienst heranzutragen und nicht andere konkurrenzierende Dienste zu
  befassen.

- oder an der Bereitschaft des Telephonarztes, diese Hilferufe ernstzunehmen
  und mit einer Visite zu beantworten.

Die dritte Möglichkeit erscheint unwahrscheinlich: Angesichts des beträchtlichen Drucks durch Öffentlichkeit und ärztliche Ethik ist die Entscheidungsfreiheit des Telephonarztes bei festgestellter Dringlichkeit eher als gering einzustufen.
Unklar bleibt aus unseren Unterlagen, ob entsprechend der zweiten Variante eine
verschiedene Anzahl von Erkrankungen zu verschiedenen Tageszeiten an mehrere
Versorger ungleich verteilt wird: In dieser Notdienststudie ist die Wiener Rettung
nicht erfaßt.

Die Filterprozesse, die bis zur Visite erfolgen, sind, wie stets, auch im Notdienst schwer aufzuhellen. Erst die Entscheidung für die Visite wird in den Unterlagen des Notdienstes mit einer Klassifizierung belegt. Die diagnostischen Begriffe,
die der Telephonarzt bei der Visitenbestellung für die genannten Visiten verwendet, können nach dem selben diagnostischen Code wie die Gesamtheit aller Klassifizierungen geordnet werden und sind vergleichenden Testverfahren zugänglich.

Gruppensummen der diagnostischen Vorangaben bei Blaulichtvisiten und dringlichen Visiten aus der Telephonanamnese

	Tag				Nacht			
	dringlich		blau		dringlich		blau	
	Anz.	%[1]	Anz.	%	Anz.	%	Anz.	%
Anzahl der Visiten		1787				1460		
Visiten b. Telephonanamnese	440	24,6	155	8,7	251	17,2	147	10
Zuordnungen vor Besuch		2545				1816		
Zuordnungen vor dringlichen bzw. blauen Visiten	660	25,9	220	8,6	454	25,0	194	10,7

Diagnostische Zuordnungen und deren Prozentanteil pro Gesamtzahl dringlicher / blauer Visiten des Dienstabschnittes

Name der Diagnosegruppe	Tag				Nacht			
	dringlich		blau		dringlich		blau	
	Anz.	%	Anz.	%	Anz.	%	Anz.	%
Infektiöse und parasit. Erkrankungen	1	0,2	0	0	4	0,88	0	0
Neoplasmen	9	1,4	1	0,5	7	1,54	0	0
endokrine und metabolische Erkrankungen	16	2,4	13	5,9	6	1,32	4	2,0
Bluterkrankungen	0	0	0	0	0	0	0	0
psychische Störungen und Erkrankungen	7	1,0	3	1,4	10	2,2	2	1,0
Erkrankungen des Nervensystems	9	1,4	5	2,3	1	0,22	3	1,5
Augenerkrankungen	0	0	0	0	0	0	0	0
Ohrenerkrankungen	41	6,2	5	2,3	7	1,54	2	1,0
Kardiovasculäre Erkrankungen	166	25,1	59	26,8	144	31,7	56	28,9
Cerebrovasculäre Erkrankungen	32	4,8	11	5,0	8	1,7	6	3,0
Peripher-vasculäre Erkrankungen	0	0	0	0	2	0,4	1	0,5
Erkrankungen der Atemwege	56	8,5	50	22,7	85	18,7	68	35,0

---

[1] Prozentzahlen sind gerundet

Name der Diagnosegruppe	Tag				Nacht			
	dringlich		blau		dringlich		blau	
	Anz.	%	Anz.	%	Anz.	%	Anz.	%
Erkrankungen des Verdauungssystems	17	2,6	0	0	10	2,2	0	0
Erkrankungen des Urogenitalsystems, Gravidität	4	0,6	0	0	3	0,7	0	0
Hauterkrankungen	0	0	0	0	0	0	0	0
Erkrankungen des Bewegungsapparates	7	1,1	0	0	3	0,7	2	0
Einzelsymptome und schl. def. Beschwerden	278	42,1	67	30,5	174	38,3	45	23,2
Trauma	5	0,8	2	0,9	3	0,7	2	1,0
Patienten im Risiko	1	0,2	0	0	0	0	0	0
Soz. und Familienprob.	0	0	0	0	0	0	0	0
Medikamentenallergie	1	0,2	0	0	0	0	0	0
Lebensereignisse	1	0,2	0	0	0	0	0	0
Operationen und deren Folgen - Indikationen	5	0,8	4	1,8	5	0	3	1,5

Beim ersten Eindruck schon zeigt die Tabelle, daß bei den Augen- Haut- und Bluterkrankungen weder dringliche noch Blaulichtvisiten erfolgt sind. Dies betrifft aber nicht nur Diagnosengruppen mit kleinen Zahlen: Bei den Gruppen der infektiösen und urogenitalen Erkrankungen sowie bei den abdominellen Erkrankungen sind keine Blaulichtberufungen verzeichnet.

Genauere Unterscheidungen bringt das Testverfahren:

Gruppensummen der diagnostischen Vorangaben bei Blaulichtvisiten und dringlichen Visiten aus der Telephonanamnese

Vergleich mit Chi-Quadrat-Test gegen die Gruppensummen der Ergebnisse aus Tag- und Nachtdienst. Signifikante Unterschiede sind durch „+" bezeichnet, nichtsignifikante Unterschiede nach Test mit „−". War kein Test durchführbar, so steht „o". Bei signifikanten Ergebnissen steht ein „⊕", wenn die dringlichen/blauen Visiten prozentual mehr Zuordnungen dieser Gruppe haben (signifikante Erhöhung). Steht nur „+", so haben sie weniger Zuordnungen (signifikante Verminderung).

Anzahl Visiten bei Tag und Nacht, die dringlich / blau bezeichnet wurden

Name der Diagnosegruppe	Tag		Nacht	
	dringlich	blau	dringlich	blau
Infektiöse und parasitäre Erkrankungen	+	o	+	o
Neoplasmen	−	o	−	o
endokrine und metabolische Erkrankungen	−	⊕	−	−
psychische Störungen und Erkrankungen	+	o	−	o
Erkrankungen des Nervensystems	−	−	o	o
Ohrenerkrankungen	−	−	o	o
Kardiovasculäre Erkrankungen	⊕	⊕	⊕	⊕
Cerebrovasculäre Erkrankungen	⊕	−	−	−
Erkrankungen der Atemwege	+	−	⊕	⊕
Erkrankungen des Verdauungssystems	−	o	−	o
Erkrankungen des Urogenitalsystems, Gravidität	−	o	−	o
Erkrankungen des Bewegungsapparates	+	o	+	+
Einzelsymptome und schlecht definierte Beschwerden	−	+	+	+
Trauma	+	−	−	−
Operationen und deren deren oder Indikationen	−	−	−	−

Aus der Tabelle sind drei Formen von Ergebnissen ersichtlich: Eine Erkrankung wird bei beschleunigten Visiten

- signifikant häufiger oder

- seltener als bei Normalvisiten, oder

- ohne signifikanten Unterschied gefunden.

Diese Ergebnisse sollen hier im Zusammenhang der Entscheidungen des Telephonarztes interpretiert werden.

Erkrankungen häufiger bei beschleunigten Visiten

- bei kardiovaskulären Erkrankungen bei Tag und Nacht, bei dringlich und blau. – Offensichtlich bestimmt bei dieser Diagnosengruppe die Vermutung der Erkrankung fast allein die Dringlichkeit.

- bei endokrinen und metabolischen Erkrankungen (vorwiegend Diabetes mellitus) nur bei blauen Tagvisiten. Bei Nachtvisiten wird gleich oft zwischen dringlich, normal und blau aufgeteilt. Offenbar sind die Entscheidungen nicht durch diese diagnostische Zuordnung allein erklärbar. Sie dient wahrscheinlich als Beschleunigungsfaktor, ähnlich dem hohen Alter.

- bei cerebrovaskulären Erkrankungen nur bei dringlichen Tagvisiten.

- bei Atemwegserkrankungen nachts - bei dringlichen und blauen Visiten; nicht aber bei Tag, wo dringliche Visiten signifikant weniger Atemwegserkrankungen enthalten als sonstige Zuordnungen. Dieser Wechsel ist direkt verbunden mit dem signifikanten Ansteigen von 2500 Asthma und 2415 Laryngitis bei Nacht, während die einfachen Atemwegserkrankungen, wie 2400 oberer Atemwegsinfekt, Pharyngitis und 2480 grippaler Infekt nachts signifikant seltener auftreten.

Erkrankungen seltener bei beschleunigten Visiten

- bei Betrachtung der Gesamtgruppe der Einzelsymptome, Dies heißt, daß der Telephonarzt die Vermutung, eine beschleunigte Visite sei nötig, eher durch ausgereifte Diagnosenbegriffe erhärtet, als die Routinevisite. Ausgenommen sind wenige Symptome, die noch diskutiert werden.

- bei Erkrankungen des Bewegungsapparates bei dringlichen Tag- und Nachtvisiten und bei nächtlichen Blaulichtvisiten. Der Telephonarzt geht mit der Zuordnung von Dringlichkeit offenbar sparsam um. Er rechnet den – gewöhnlich unbedrohlichen – Schmerz am Bewegungsapparat nicht als dringlich, vermutlich weil er sonst seinen Handlungsspielraum, Dringlichkeit zuzuteilen, durch Überfüllung einengt. Er muß für diese Entscheidung sehr sicher sein, daß eine Zuordnung zu *Bewegungsapparat* gilt.

- bei infektiösen Erkrankungen in dringlichen Visiten bei Tag. Die bloße Zuordnung Fieber gilt nicht als prognostisch belastend.

Zeigen die Erkrankungen *keinen signifikanten Unterschied zwischen beschleunigten und normalen Visiten,* so bedeutet dies immer noch eine erhöhte Dringlichkeit: Diese Erkrankungsgruppe ist durch Willensentscheid des Telephonarztes ebenso häufig zu beschleunigt wie nicht-beschleunigt eingestuft worden, womit ihr ein deutlicher Vorrang gegen kaum beschleunigt besuchte Erkrankungen gebührt. Auch bei dieser Gruppe liegt nahe, die Entscheidung für den beschleunigten Besuch nicht allein bei der Diagnose zu suchen, sondern in den nicht-dokumentierten Randbedingungen.

Dies trifft zu bei

- endokrinen und metabolischen Erkrankungen (vorwiegend Diabetes mellitus) bei blauen Nachtvisiten und bei dringlichen Visiten bei Tag und Nacht.

- Neoplasmen, wenn sie dringlich besucht werden. Dies erklärt sich aus der meist in *Abonnementform* sehr frühen Bestellung von Schmerzinjektionen bei Krebskranken.

- bei den Erkrankungen des Nervensystems und bei

- Ohrenerkrankungen (vorwiegend Vertigo) soweit diese beiden Gruppen testbar waren, also bei allen beschleunigten Visiten des Tages.

- bei Traumen: bei Tagesblaulichtvisiten und bei allen beschleunigten nächtlichen Visiten.

- bei der *Gruppe* der Operationen für alle beschleunigten Visiten. Diese Gruppe ist höchst uneinheitlich und die Aussage daher verwaschen. Immerhin tragen Indikationen zum Dauerkatheter und akut-abdominelle Beschwerden zu diesem Bild bei.

Aus diesen Ergebnissen lassen sich

Die Entscheidungen des Telephonarztes in Fällen erhöhter Dringlichkeit rekonstruieren

Der Telephonarzt entscheidet sich für die Zuweisung erhöhter Dringlichkeit, wenn

- für die ganze Krankheitsgruppe, zu der ein Symptom gehören kann, eine vitale Bedrohung hochwahrscheinlich ist, wie bei den kardiovaskulären Erkrankungen und den bedrohlichen Atemwegserkrankungen bei Nacht. Bei beiden gleicht er die diagnostische Unsicherheit am Telephon durch großzügige Zuteilung von Dringlichkeit aus.

- Er entscheidet sich auch für erhöhte Dringlichkeit, wenn die Tageszeit eine anerkannt größere Gefährdung durch die Krankheit nahelegt, wie bei Laryngitis oder Asthmavermutung nachts. Die Unsicherheit der Vorangabe 2500 Asthma bronchiale, die wir bei der Erstdarstellung der Telephonanamnese kennengelernt haben, gibt ihm ausreichend Anlaß für diese Überinterpretation.

- Er entscheidet für erhöhte Dringlichkeit bei Vorliegen sonstiger dringlicher Umstände, die nicht als Diagnosen aufscheinen, im Zusammenhang der Telephonanamnese von wenigen weiteren Erkrankungen:

  Von cerebrovaskulären Erkrankungen, Traumen, Krebsschmerz, Vertigo (als bedrohliches Leitsymptom für vaskuläres Risiko); und einigen operationsbedürftigen abdominellen Erkrankungen.

- der Telephonarzt drückt diese beschleunigten Visitenaufträge eher in Diagnosenbegriffen und seltener in bloßen Symptomen aus.

- Der Telephonarzt schützt seine Möglichkeiten, Beschleunigung durchzusetzen, indem er nur ganz wenige Erkrankungen als wirklich bedrohlich anerkennt: Es handelt sich stets um die Bedrohung von Lebensfunktionen. Schmerz allein kann bei dem beträchtlichen Angebot derartiger Beschwerden (und der stark subjektiven Komponente der Beurteilung) kein Beschleunigungsfaktor sein. Auch telephonisch gesicherte psychische Störungen führen seltener zu beschleunigten Visiten.

Jede weitere Erklärung der Entscheidungen des Telephonarztes zugunsten dringlicher Visiten oder Blaulichtvisiten ist mit Hilfe einer Häufigkeitsreihung möglich, die in Tabellenform folgt:

Diagnostische Zuordnungen bei dringlichen Visiten vor Besuch im Tagdienst

Die Anzahlen sind auch ausgedrückt als Prozent aller Zuordnungen bei dringlichen Visiten; sie werden verglichen mit als normal deklarierten Visiten. Im Interesse der Übersichtlichkeit sind weitere 39 Zuordnungen mit Anzahlen von 1 weggelassen.

Code	Klassifizierung	dringlich Anz.	%	normal Anz.	%
1950	Stenokardie	110	16,67	55	3,3
4620	Dyspnoe	89	13,48	45	2,7
2500	Asthma bronchiale	42	6,36	5	0,3
1735	Vertigo, Menière Krankheit	40	6,36	88	5,28
4500	Kollaps	35	5,30	75	4,5
4700	Bauch-, Gallenkolik	33	5,00	138	8,28
2105	Cerebraler Insult	26	3,94	17	1,02
4675	Nierenkolik	26	3,94	30	1,8
4655	Übelkeit	22	3,33	86	5,16
4520	Fieber ohne sonst. Befund	18	2,73	252	15,12
1910	erhöhter Blutdruck	15	2,27	27	1,62
720	Diabetes mellitus	14	2,12	19	1,14
4525	Schwäche	12	1,81	26	1,56
1945	koronare Herzkrankheit	8	1,21	1	0,06
4590	Sprachstörung	7	1,06	1	0,06
4640	Schmerzen im Brustkorb, Pleurodynie	7	1,06	17	1,02
4600	Herzklopfen	7	1,06	6	0,36
2015	Herzinsuffizienz,unbest.	7	1,06	8	0,48
2115	chron cerebr Insuffizienz	6	0,91	6	0,36
2830	Haematemesis, Melaena	6	0,91	2	0,12
2475	Pneumonie	5	0,76	22	1,32

		dringlich		normal	
Code	Klassifizierung	Anz.	%	Anz.	%
1940	Herzinfarkt	5	0,76	0	0,0
1995	Extrasystolie	5	0,76	3	0,18
4585	Kopfschmerz	5	0,76	20	1,20
1935	Hochdruckkrise	5	0,76	3	0,18
2700	Gastritis	4	0,61	17	1,02
4505	Schüttelfrost	4	0,61	5	0,3
2755	Ileus	4	0,61	1	0,06
1380	Migräne	4	0,61	10	0,6
520	Krebsschmerz, Inj. nötig.	4	0,61	38	2,28
4630	Husten	4	0,61	24	1,44
4540	Gangstörung, Ataxie	3	0,45	21	1,26
7805	akutes Abdomen	3	0,45	0	0,0
2400	oberer Atemwegsinfekt, Pharyngitis	3	0,45	25	1,5
1985	Paroxysmale Tachykardie	3	0,45	1	0,06
1955	Pulmonalembolie	2	0,30	0	0,0
8280	Dauerkatheter	2	0,30	15	0,9
4720	Tetanie	2	0,30	0	0,0
4635	Hämoptyse	2	0,30	4	0,24
2480	grippaler Infekt	2	0,30	18	1,08
2420	akute Bronchitis	2	0,30	17	1,02
4015	Ischias	2	0,30	86	5,16
2735	Hernie	2	0,30	2	0,12
1370	Grand mal Epilepsie	2	0,30	0	0,0
1060	neurotische Depression	2	0,30	4	0,24
725	Hypoglykämie	2	0,30	0	0,0
2715	Appendicitis	2	0,30	4	0,24
4030	Schulter-Arm-Syndrom	2	0,30	5	0,3
440	Bronchusca	2	0,30	4	0,24
2010	Linksherzinsuffizienz	2	0,30	1	0,06
	Summe	660		1667	

Diagnostische Zuordnungen bei dringlichen Visiten vor Besuch im Nachtdienst

Die Anzahlen sind auch ausgedrückt als Prozent aller Zuordnungen bei dringlichen Visiten; sie werden verglichen mit als normal deklarierten Visiten. Im Interesse der Übersichtlichkeit sind weitere 35 Zuordnungen mit Anzahlen von 1 weggelassen.

Code	Klassifizierung	dringlich		normal	
		Anz.	%	Anz.	%
1950	Stenokardie	102	22,47	37	3,19
4620	Dyspnoe	75	16,52	28	2,4
2500	Asthma bronchiale	47	10,35	4	0,3
4700	Bauch-, Gallenkolik	25	5,5	133	11,48
4520	Fieber o.s.B.	16	3,5	178	15,36
4675	Nierenkolik	16	3,5	61	5,26
1945	koronare Herzkrankheit	13	2,68	3	0,26
4500	Kollaps	13	2,68	53	4,57
4600	Herzklopfen	11	2,42	10	0,86
4655	Übelkeit	10	2,2	35	3,02
2015	Herzinsuffizienz unbest.	7	1,54	4	0,3
2415	Laryngitis,Epiglottitis	7	1,54	3	0,26
1735	Vertigo, Menière Krankheit	7	1,54	26	2,24
4640	Schmerzen im Brustkorb, Pleurodynie	6	1,32	23	1,98
1985	Paroxysmale Tachykardie	5	1,1	1	0,09
2105	Cerebraler Insult	5	1,1	6	0,52
720	Diabetes mellitus	5	1,1	13	1,12
2420	akute Bronchitis	5	1,1	12	1,04

		dringlich		normal	
Code	Klassifizierung	Anz.	%	Anz.	%
1910	erhöhter Blutdruck	5	1,1	12	1,04
1935	Hochdruckkrise	4	0,88	8	0,69
4020	Kreuzschmerz	3	0,66	23	1,98
1940	Herzinfarkt	3	0,66	0	0,0
15	Erbrechen und Durchfall	3	0,66	29	2,50
2700	Gastritis	3	0,66	21	0,16
1005	Delirium Tremens	2	0,44	0	0,0
2010	Linksherzinsuffizienz	2	0,44	1	0,09
8280	Dauerkatheter	2	0,44	18	1,55
2520	Pleuritis	2	0,44	0	0,0
4635	Hämoptyse	2	0,44	1	0,09
4510	Schwindel, Benommenheit	2	0,44	7	0,60
2475	Pneumonie	2	0,44	20	1,73
440	Bronchusca	2	0,44	6	0,52
520	Krebsschmerz, Inj. nötig	2	0,44	32	2,76
2225	Arterieller Verschluß oder Stenose	2	0,44	0	0,0
4685	Harnverhaltung	2	0,44	7	0,60
2110	TIA	2	0,44	5	0,43
	Summe	454		1159	

Diagnostische Zuordnungen bei Blaulichtvisiten vor Besuch im Tagdienst

Die Anzahlen sind auch ausgedrückt als Prozent aller Zuordnungen bei Blaulichtvisiten; sie werden verglichen mit als normal deklarierten Visiten

Code	Klassifizierung	blau		normal	
		Anz.	%	Anz.	%
2500	Asthma bronchiale	46	20,91	5	0,3
4620	Dyspnoe	38	17,27	45	2,7
1950	Stenokardie	37	16,82	55	3,3
4500	Kollaps	11	4,99	75	4,5
2105	Cerebraler Insult	9	4,09	17	1,02
0720	Diabetes mellitus	8	3,64	19	1,14
1945	koronare Herzkrankheit	7	3,18	1	0,06
4525	Schwäche	6	2,73	26	1,56
1370	Grand mal Epilepsie	5	2,27	0	0,0
0725	Hypoglykämie	5	2,27	0	0,0
1735	Vertigo, Menière	5	2,27	88	5,28
4520	Fieber o.s.B.	3	1,36	252	15,12
2015	Herzinsuffizienz unbest.	3	1,36	8	0,48
4600	Herzklopfen	3	1,36	6	0,36
2010	Linksherzinsuffizienz	3	1,36	0	0,0
1995	Extrasystolie	3	1,36	3	0,18
1940	Herzinfarkt	2	0,91	0	0,0
1910	erhöhter Blutdruck	2	0,91	27	1,62
2415	Laryngitis, Epiglottitis	2	0,91	0	0,0
7745	Schrittmacher	2	0,91	1	0,06
8480	plötzlicher Tod	2	0,91	1	0,06
1955	Pulmonalembolie	1	0,45	0	0,0
4540	Gangstörung, Ataxie	1	0,45	21	1,26
4590	Sprachstörung	1	0,45	1	0,06
2115	chron cerebr Insuffizienz	1	0,45	6	0,36
2480	grippaler Infekt	1	0,45	18	1,08
2530	Pneumothorax	1	0,45	1	0,06
4655	Übelkeit	1	0,45	86	5,28
2110	TIA	1	0,45	3	0,18
1115	akute Alkoholvergiftung	1	0,45	0	0,0
1040	Angstanfall	1	0,45	0	0,0
1035	and nicht-organ Psychosen	1	0,45	0	0,0
4685	Harnverhaltung	1	0,45	7	0,42
4720	Tetanie	1	0,45	0	0,0
0520	Krebsschmerz,Inj. nötig	1	0,45	38	2,28
5260	Allergische Reaktion	1	0,45	2	0,12
5335	Selbstmord	1	0,45	0	0,0
1985	Paroxysmale Tachykardie	1	0,45	1	0,06
	Summe	220		1667	

Diagnostische Zuordnungen bei Blaulichtvisiten vor Besuch im Nachtdienst

Die Anzahlen sind auch ausgedrückt als Prozent aller Zuordnungen bei Blaulichtvisiten; sie werden verglichen mit als normal deklarierten Visiten

		blau		normal	
Code	Klassifizierung	Anz.	%	Anz.	%
2500	Asthma bronchiale	63	32,47	4	0,35
1950	Stenokardie	39	20,10	37	3,19
4620	Dyspnoe	23	11,86	28	2,42
4520	Fieber ohne sonst. Bef.	9	4,64	178	15,36
2105	Cerebraler Insult	5	2,58	6	0,52
2005	Rechtsherzinsuffizienz	4	2,06	0	0,0
1970	Herzklappenfehler	3	1,55	0	0,0
4655	Übelkeit	3	1,55	35	3,02
4500	Kollaps	3	1,55	53	4,57
1945	koronare Herzkrankheit	3	1,55	3	0,26
1370	Grand mal Epilepsie	3	1,55	3	0,26
5325	Medikamentenvergiftung durch Überdosis	2	1,03	0	0,0
4600	Herzklopfen	2	1,03	10	0,86
2415	Laryngitis, Epiglottitis	2	1,03	3	0,26
4700	Bauchkolik, Gallenkolik	2	1,03	133	11,48
7745	Schrittmacher	2	1,03	0	0,0
1735	Vertigo, Menière	2	1,03	26	2,24
0725	Hypoglykämie	2	1,03	0	0,0
0720	Diabetes mellitus	2	1,03	13	1,12
2010	Linksherzinsuffizienz	2	1,03	1	0,09
4675	Nierenkolik	1	0,51	61	5,26
4015	Ischias	1	0,51	47	4,05
4030	Schulter-Arm-Syndrom	1	0,51	3	0,26
1995	Extrasystolie	1	0,51	1	0,09
1980	Schenkelblock, WPW-Syndrom	1	0,51	0	0,0
2495	Emphysem	1	0,51	0	0,0
1955	Pulmonalembolie	1	0,51	0	0,0
2480	grippaler Infekt	1	0,51	4	0,35
2420	akute Bronchitis	1	0,51	12	1,04
1940	Herzinfarkt	1	0,51	0	0,0
1910	erhöhter Blutdruck	1	0,51	12	1,04

		blau		normal	
Code	Klassifizierung	Anz.	%	Anz.	%
4630	Husten	1	0,51	3	0,26
2225	arterieller Verschluß oder Stenose	1	0,51	0	0,0
1100	Alkoholismus	1	0,51	1	0,09
1040	Angstanfall	1	0,51	4	0,35
2115	chron cerebr Insuffizienz	1	0,51	5	0,43
4640	Schmerzen Brustkorb, Pleurodynie	1	0,51	23	1,98
7705	Tracheostoma	1	0,51	0	0,0
	Summe	194		1159	

An den vier Tabellen ist eine beträchtliche Monotonie der Entscheidungen des Telephonarztes abzulesen:

Die ersten drei Zuordnungen sind in allen Dienstabschnitten gleich: 1950 Stenokardie, 2500 Bronchialsthma und 4620 Dyspnoe.

Nachts führt die Zuordnung 2500 Asthma, bei Tag Stenokardie - Präkordialschmerz 1950, gefolgt von Dyspnoe 4620.

Unter den folgenden 8 Positionen der Häufigkeitsreihung findet sich noch immer beträchtliche Gleichartigkeit:

Bei dringlichen Visiten sind Bauchkolik 4700, Kollaps 4500, Nierenkolik 4675 jedesmal unter den ersten acht.

Bei Blaulichtvisiten sind der cerebrale Insult 2105, Kollaps 4500, 1970 Herzklappenfehler, 4525 Schwäche, jedes Mal unter den ersten acht Positionen zu finden.

Nur bei den Blaulichtvisiten nachts finden sich Diabetes mellitus 720 und 4520 Fieber ohne sonstigen Befund in diesen Spitzenpositionen.

Die bisher erfolgten Aussagen werden durch die Ergebnisse aus Tests von Einzelklassifizierungen noch verdeutlicht.

Tagdienst Vergleich dringlich - normal

signifikante Unterschiede zeigen:

	% aller Zuordnungen der Untergruppe	
	dringlich	normal
1950 Stenokardie	16,6	3,3
1940, 1945, 1950 addiert (koronare Zuordnungen)	18,6	3,3
4600, 1980, 1985, 1995 addiert (Herzrhythmusstörungen)	2,3	0,5
4620 Dyspnoe	13,5	2,7
2500 Asthma bronchiale	6,4	0,3
4500 Kollaps	5,3	4,5
2105 Cerebraler Insult	3,9	1,0
4675 Nierenkolik	3,9	1,8
720, 725, 4805 addiert (Diabetes mellitus, Hyperglykämie, Hypoglykämie)	2,5	1,1
4700 Bauchkolik, Gallenkolik	5,0	8,2
4520 Fieber ohne sonst Befund	2,7	15,1

keine signifikanten Unterschiede im Test zeigen die Klassifizierungen 2700 Gastritis, 2705 Dyspepsie, 1380 Migräne, 4585 Kopfschmerz, 4655 Übelkeit, 1910 erhöhter Blutdruck,
720 Diabetes mellitus (allein), 4525 Schwäche, 2475 Pneumonie, 4640 Schmerzen Brustkorb, 2015 Herzinsuffizienz unbestimmt.

Nachtdienst Vergleich dringlich - normal

signifikante Unterschiede zeigen:

	% aller Zuordnungen der Untergruppe	
	dringlich	normal
1950 Stenokardie	22,4	3,2
1940, 1945, 1950 addiert		
(koronare Zuordnungen)	25,3	3,4
4600 Herzklopfen	2,8	0,9
4600, 1980, 1985, 1995 addiert		
(Herzrhythmusstörungen)	2,6	0,9
4620 Dyspnoe	16,5	2,4
2500 Asthma bronchiale	10,4	0,3
720 Diabetes mellitus	1,10	1,11
4700 Bauch-, Gallenkolik	5,5	11,4
4520 Fieber ohne sonst. Befund	3,5	15,2

kein signifikanter Unterschied im Test:

4675 Nierenkolik, 4500 Kollaps, 4655 Übelkeit, 1735 Vertigo 4640 Schmerzen Brustkorb, 720, 725, 4805 addiert.

Auch bei dieser Form der Übersicht zeigt sich die führende Rolle, die der anamnestisch erhobenen Störung zentraler Lebensfunktionen in den Entscheidungen des Telephonarztes zukommt. Dem Leser und wahrscheinlich dem Telephonarzt ist bewußt, daß die Vorangabe Dyspnoe, die Vorangabe Stenokardie und die Vorangabe Asthma Bronchiale eine umfangreiche Anzahl andersartiger Störungen beinhalten, davon auch harmlose und undringliche. Trotz der beträchtlichen Anzahl harmloser Störungen, die im Topf solcher Vorangaben enthalten sind, nimmt der Telephonarzt das Gesamtrisiko der telephonisch derart bezeichneten Gruppe ernst und läßt fast alle derart angekündigten Erkrankungen beschleunigt besuchen. Vermutlich werden geringere Dringlichkeiten in den seltenen Situationen ausgesprochen, wenn durch Verkehrslage, Tageszeit oder sonstige Umstände eine eilige Erledigung jedenfalls zu erwarten ist.

Für einen Kenner der Entscheidungstheorien von R. N. Braun und Ian R. McWhinney sind Schlußfolgerungen und Entscheidungen aus Gruppeneigenschaften nicht überraschend: In Anschluß an das für die Entscheidungstheorie fundamentale Bayes-Theorem haben die beiden Autoren dargestellt, daß der Primärarzt in Situationen der Unsicherheit die Häufigkeit der in seinem Arbeitsbereich betreuten Gesundheitsstörungen (und die Wahrscheinlichkeit der aus seinen Symptomen ableitbaren Diagnosen) zur Grundlage seiner Risikoabschätzung nimmt. Diese Häufigkeiten sind im Notdienst besonders deutlich auf Seite der bedrohlichen Erkrankungen, was die Entscheidungen bei den genannten Erkrankungen besonders deutlich zur umfangreichen Risikoabsicherung lenkt. Die Fälleverteilung im Notdienst hat uns die kardiovaskulären Störungen im vordersten Rang der diagnostischen Ergebnisse gezeigt. Nach Vorangaben von Herzkreislaufsymptomen sind häufig, in bis zu 50%, höchst bedrohliche Gesundheitsstörungen aus dem Bereich der Herz-Kreislauferkrankungen nach Besuch diagnostiziert worden. Wen sollte es wundern, wenn der Telephonarzt die häufigst erlebte Risikozuschreibung auf alle Vorangaben mit auch nur ähnlicher Symptomatik erstreckt; wenn er lieber überinterpretiert als restriktiv deutet, wenn er in Bewußtsein der beträchtlichen Unklarheit telephonischer Vorangaben lieber zuviel Dringlichkeit zuschreibt als zu wenig. Die Lehren der Fälleverteilung und der häufigkeitsorientierten Entscheidungstheorie erklären dieses Verhalten.

So reagiert der Telephonarzt wegen der Unsicherheit telephonischer Vorangaben in beträchtlicher Monotonie auf die erwartete Fälleverteilung seiner Klientel; Er reagiert zu sehr danach, weil er bei unsicheren telephonischen Vorangaben der Fälleverteilung mehr glaubt als der einzelnen Anamnese, die nur als Einzelfall eines epidemiologisch konstanten Feldes an ihm vorbeizieht. Der Telephonarzt hat in einer Situation, wo jede kardiovaskulär relevante Anamnese einen abwendbar gefährlichen Verlauf nach Braun enthalten kann, eine Gruppe von Anamnesemitteilungen als fraglos riskant ausgezeichnet. Sie werden jedenfalls beschleunigt besucht.

Gibt es verschiedene Entscheidungsgrundlagen für Blaulichtvisiten und dringliche Visiten?

Daß die Bestellung beschleunigter Visiten einem verstehbaren Ablauf folgt, erscheint nun geklärt. Die nächste Frage lautet, ob der Telephonarzt wahllos die Zuordnung zu dringlichen und zu Blaulichtvisiten setzt, oder ob unterschiedliche Erkrankungen dazu führen. Einige Aspekte wurden schon angedeutet. Die Ergebnisse sollen in einer weiteren Tabelle zusammengefaßt werden:

Tagdienst Vergleich dringlich - blau

signifikante Unterschiede bei testbaren Daten:

	% aller Zuordnungen der Untergruppe	
	dringlich	blau
2500 Asthma bronchiale	6,4	20,9
2105 Cerebraler Insult	3,9	4,09
720, 725, 4805 addiert (Diab. mellitus, Hypoglykämie, Hyperglykämie)	2,5	5,9
1735 Vertigo	6,0	2,3

kein signifikanter Unterschied:
1950 Stenokardie, 4600, 1980, 1985, 1995 addiert (Herzrhythmusstörungen), 4620 Dyspnoe, 4500 Kollaps, 4525 Schwäche, 720 Diabetes mellitus.

Nachtdienst Vergleich dringlich - blau

Zu wenige Möglichkeiten für Tests wegen kleiner Zahl:
1940, 1950, 1945 addiert: kein signifikanter Unterschied.

Die vergleichbaren Daten sind in diesem Ausläufer der Untersuchung eher gering. Wenn Aussagen über die vorliegenden Testergebnisse versucht werden sollen, so als Wiederholung schon erbrachter Ausagen: Symptome (Vertigo) werden

eher dringlich als mit Blaulicht besucht, die Asthmadiagnose führt sehr häufig
zu Blaulichtberufungen. Über diese durchaus fundierten Aussagen hinaus sind
aus Tests auf der Ebene der Diagnose wenig weitere ausgeprägte Kennzeichen der
Blaulichtvisite abzuleiten.

Die Symptome als Klassifizierungshilfen bei dringlichen und Blaulichtvisiten
sollen uns zum Schluß dieses Kapitels beschäftigen:

**Anzahlen der diagnostischen Zuordnungen zur Gruppe Symptome und
zu Einzelsymptomen bei dringlichen / blauen Visiten nach Telephonanamnese in Tag- und Nachtdienst**

		Tag		Nacht	
Code	Klassifizierung	dringlich	blau	dringlich	blau
4500	Kollaps	35	11	13	3
4505	Schüttelfrost	4	-	1	-
4520	Fieber o.sonst. Befund	18	3	16	9
4525	Schwäche	12	6	1	-
4540	Gangstörung, Ataxie	3	1	-	-
4585	Kopfschmerz	5	-	-	-
4590	Sprachstörung	7	1	-	-
4600	Herzklopfen	7	3	11	2
4620	Dyspnoe	89	38	75	23
4625	Stridor	1	-	-	-
4630	Husten	4	-	-	1
4635	Hämoptyse	2	-	-	-
4640	Schmerzen im Brustkorb	7	-	6	1
4655	Übelkeit	22	1	10	3
4665	Flatulenz	-	1	-	-
4675	Nierenkolik	26	-	16	1
4685	Harnverhaltung	-	1	-	-
4700	Bauch-, Gallenkolik	33	-	25	2
4720	Tetanie	2	1	-	-
4805	Hyperglykämie	1	-	-	-
	Summe	278	67	174	45
	Prozent aller dringl./blauen Visiten des Dienstabschnittes	42,1	30,5	38,3	23,2

Der Leser, der nach umfangreicher Aufarbeitung diese Themas zu Ende des
Kapitels neue Erkenntnisse erwartet, wird nur mit der Festigung schon dargestell-
ter Einsichten aus neuer Blickrichtung belohnt:

Auch in dieser Gegenüberstellung zeigt sich die überwiegende Zuordnung der
für Herz- Kreislauferkrankungen relevanten Symptome zu den Blaulichtvisiten.
Sonstige Beschwerdebilder, die auf akute Erkrankungen hinweisen, sind fast aus-
nahmslos dringlich besucht worden. Der Telephonarzt unterscheidet durch zusätz-

liche Benennungen eine vermutet kardiale Dyspnoe mit Blaulichtvisite von einer (nur dringlichen) vermutlich nicht-kardialen Dyspnoe.

In abschließender Kurzform sollen daher noch einmal die Ergebnisse dieser Untersuchung zusammengefaßt werden:

Der Telephonarzt nützt die Möglichkeit bevorzugter Visiten vorsichtig und unter Erhaltung seines Handlungsspielraumes aus:

Er läßt fast nur Patienten mit Vorangaben, die auf ein kardiovaskuläres Risiko oder die Störung der lebenswichtigen Atemfunktion hinweisen mit Blaulicht besuchen. Er teilt allen anderen auffällig akuten Erkrankungsformen eine erhöhte Dringlichkeit im betriebsinternen Verkehr zu, wenn die Tageszeit oder die Häufigkeit aus der Vorangabe ableitbaren Risikos dies nahelegen. Die Häufigkeit der bedrohlichen Gesundheitsstörungen im Notdienst ist so groß, daß sie als Entscheidungsfaktor von Bedeutung die prognostische Überinterpretation auch nur angedeutet riskanter Symptome mit sich bringt: Der Telephonarzt agiert unter dem Einfluß der Fälleverteilung der von ihm betreuten Gesundheitsstörungen.

Kapitel 13

Vergleiche internationaler epidemiologischer Untersuchungen

Die von uns dokumentierte Häufigkeitsverteilung von diagnostischen Zuordnungen im Notdienst ist sicherlich nicht die Häufigkeitsverteilung in einer Allgemeinpraxis. Aber wie gelingt es, diesen auf ersten Blick erlebten Gegensatz durch Einzeldaten zu erhärten? Ein ideal vergleichbares Untersuchungergebnis sollte die folgenden Eigenschaften haben:

- die untersuchte Bevölkerung sollte der in Wien nach Alter und sozialer Schichtung im Rahmen anerkannter Grenzen entsprechen

- die zugrundegelegte Auffassung von Gesund und Krank und die angelegten Kategorien für Krankheitszuordnungen sollten mit der verwendeten Klassifizierung vergleichbar, noch besser identisch sein.

- die Untersuchung sollte zeitlich nicht zu weit von dem untersuchten Zeitraum liegen.

- die Erhebung sollte aus einer, besser mehreren Allgemeinpraxen und mit dem hier verwendeten Grundsatz erfolgen, nicht alle am Patienten auffindbaren Gesundheitsstörungen, sondern die durch Leiden des Patienten und Gewissenhaftigkeit des Arztes unter diesen Bedingungen der Medizin erhebbaren Gesundheitsstörungen (reported morbidity) zu dokumentieren.

Aus der internationalen Literatur der Allgemeinmedizin schien zum Vergleich besonders die Second National Morbidity Study 1971/72 aus Großbritannien geeignet:

Sie ist in englischen Allgemeinpraxen entstanden, die nach Bevölkerung und Dienstleistungen für die klassische primärärztliche Versorgungsform repräsentativ sind; aber auch jeweils für die Gesamtheit der versorgten Bevölkerung ihrer Verwaltungseinheit und damit in Summa für Großbritannien.

Das Klassifizierungssystem ist ein geradliniger Vorläufer der für diese Studie verwendeten Klassifizierung des Royal College. Die Aufteilung von Beschwerdebildern erfolgt meist nach identischen Grundsätzen: Dennoch gibt es in der National Morbidity Study, neben zahlreichen anderen Kategorienunterschieden, eine komplett andere Methode, Kreuzschmerzen zu beurteilen und eine andere Methode, das klassische Klassifizierungsproblem des Berufes, die Erkrankungen der oberen Atemwege, anzugehen.

Dazu weitere Beispiele von Methodenproblemen: Die Unterscheidung von Schmerzen in der Herzgegend erfolgt in der Royal College Klassifizierung nach etwas anderen Grundsätzen, die klassische Stenokardie als Belastungs - Angina - Pectoris ist aber für den Vergleich nach Besuch geeignet. Hier hat in unserer Studie vor Besuch ein Methodenproblem dazu geführt, daß die Notarztklassifizierung *Herzbeklemmung*, geschickt gewählt für den undifferenzierten Zustand, der die Herzinsuffizienz bei Asthma cardiale und die klassische Angina begleitet, unter die Klassifizierung Stenokardie (Präkordialschmerz) zu reihen war, weil für undifferenzierte Symptome weder am Notarzttelephon noch im Diagnosenregister günstige Sprachformen zur Verfügung stehen. Nach Besuch ist die legitime Klassifizierungsform gültig.

Nach Notarztbesuch bleiben zahlreiche Erkrankungsformen undifferenziert. Es sind die, die auf der Symptomebene behandelt werden und aus denen nie, viel später, oder einfach nach dem Notarztbesuch eine diagnostizierbare Erkrankung entsteht; sowie eine andere Gruppe, die unter einer ebenso pragmatischen Zuordnung (akutes Abdomen, Sehverlust) in der Sekundärversorgung weiterbehandelt und weiterdiagnostiziert wird. Der Notarzt betreut nicht kontinuierlich und er hat dadurch eine geringere Möglichkeit der Komplettierung seiner Beurteilungen. Dies ist beim Vergleich mit einer komplettierten Studie, in der Diagnosen nachgenannt werden durften, klarzustellen.

Bei sorgfältiger Durchsicht des Klassifizierungssystems der englischen Studie wurde eine Reihe von häufigen Klassifizierungen der eigenen Studie als vergleichbar erkannt und in der folgenden Tabelle zusammengefaßt. Die in beiden Studien verwendeten Promillezuordnungen als Prävalenzzahlen sind beigefügt und werden als Grundlage weiterer Diskussion dienen.

13.1 Diagnostische Zuordnungen nach Arztbesuch bei Tag

Codierung und Promilleanzahl als Anteil aller diagnostischen Zuordnungen

Vergleich von gut definierten Klassifizierungen mit den Prävalenzzahlen der Second National Morbidity Study 1971/72 in Großbritannien

Code	Klassifizierung	Promille Notdienst/Tag	$2^{nd}MS$
15	Durchfall und Erbrechen	30,88	28,8
415	Colonca	4,75	0,4
1060	neurotische Depression	9,50	41,5
1380	Migräne	4,75	8,9
1065	Neurasthenie	11,08	2,9
1910	erhöhter Blutdruck	26,13	23,1
1935	Hochdruckkrise	11,08	0,3
1940	Herzinfarkt	20,59	3,9
1945	Koronare Herzkrankheit	11,88	5,3
1950	Stenokardie	49,88	5,4
1955	Pulmonalembolie	3,96	0,3
2005	Rechtherzinsuffizienz	2,38	
2010	Linksherzinsuffizienz	11,08	
2015	Herzinsuffizienz undef.	21,38	7,6[1]
2105	Cerebraler Insult	19,00	
2110	TIA	14,25	5,3[2]
2400	ob. Atemwegsinfekt, Pharyngitis	13,46	
2410	akute Tonsillitis	19,00	94,7[2]
2415	Laryngitis, Epiglottitis	6,33	17,8
2420	akute Bronchitis	32,46	70,7
2475	Pneumonie	20,59	3,4
2500	Bronchialasthma	51,46	11,9
2700	Gastritis	11,08	13,4
2715	Appendicitis	7,13	2,0
4500	Kollaps	25,34	2,8
4520	Fieber o.s. Befund	10,29	2,8
4585	Kopfschmerz	3,17	6,3
4620	Dyspnoe	7,92	2,2
4635	Hämoptyse	0,79	0,9
4675	Nierenkolik	20,59	1,0
4690	Harninkontinenz	0,79	1,0
4700	Bauch-, Gallenkolik	22,17	6,3

[1] alle
[2] beide

Der damit vorgelegte Vergleich bringt wertvolle Information, ist aber auch kritikbedürftig:

Es wird keine vollständig vergleichbare Diagnosenstatistik vorgelegt, sondern jene Ausschnitte, die dem Autor nach den genannten Kriterien zuträglich erschienen, bezogen wieder auf die häufigen Zuordnungen im Tagdienst.

Die Prävalenzzahlen der englischen Studie sind echte Prävalenzzahlen einer durchgehend über ein Jahr beobachteten Bevölkerung. Wir haben repräsentativ erhobenes Material einer Stichprobe zur Verfügung, nicht aber die durchgehende Dokumentation der Patienten, die in einer Krise den Notdienst beanspruchten: dies liegt am System Notdienst.

13.2   Alterstruktur der Notdienstpopulation bei Tag

Vergleich mit der Population der Second National Morbidity Study 1971/72

Altersgruppe	Promille Notdienst/Tag	$2^{nd}MS$
0-4	3,9	6,7
5-14	3,5	16,4
15-24	6,9	14,3
25-44	17,0	26,0
45-64	23,5	23,4
65-74	18,5	7,8
75+	26,5	4,7

Die Altersstruktur der untersuchten Bevölkerungsgruppe Wiens ist anders als die der englischen Studie, und auch dies wieder, weil eben Notdienstanforderungen aus der Natur der Krankheiten, von anderen Bevölkerunggruppen kommen, als alltägliche Konsultationen. Die Bevölkerungsstruktur Wiens außerhalb des Notdienstes ist grob mit der englischen vergleichbar.

Der Vergleich der Diagnosenstatistik aus England mit unserer Studie gibt Hinweise auf die Unterschiede zwischen Erkrankungen von Notdienstpatienten und Patienten in Allgemeinpraxen:

Die mitgeteilten Zahlen sind als Prozentzahlen und Promillezahlen durch gängige statistische Methoden nicht methodisch korrekt zu vergleichen. Auch ohne Test finden sich Promillezahlen, die im Wiener Notdienst wesentlich höher liegen, als in der Study:

Bei den Klassifizierungen 1065 Neurasthenie, 1935 Hochdruckkrise, 1940 Herzinfarkt, 1945 koronare Herzkrankheit, 1950 Stenokardie; 2005, 2010, 2015 Herzinsuffizienzformen; bei 2015 und 2110 Cerebraler Insult und TIA, bei 2475 Pneumonie und 2500 Bronchialasthma; Erhöht erscheint der Anteil im Notdienst auch bei einigen Symptomen: 4500 Kollaps, 4520 Fieber ohne sonstigen Befund, 4620 Dyspnoe, 4675 Nierenkolik, 4700 Bauchkolik, Gallenkolik. Geringe Erhöhungen im Wiener Notdienst können erst recht mangels statistischer Methode nicht bezüglich

Signifikanz beurteilt werden: dies gilt bei 415 Coloncarcinom, 1910 erhöhter Blutdruck, 1955 Pulmonalembolie, 2715 Appendicitis.

Geringe Erhöhungen zugunsten der englischen Ergebnisse aus der Allgemeinpraxis liegen vor bei:

1380 Migräne, 2700 Gastritis, 4585 Kopfschmerz, 4635 Hämoptyse und 4690
Harninkontinenz.

Eindeutige Erhöhungen in Richtung der Ergebnisse aus der englischen Allgemeinpraxis sind in dieser Darstellung geringer, weil nur die häufigeren Klassifizierungen der Notdienststudie zum Vergleich herangezogen wurden. Es gibt sie
dennoch:

Bei 1060 neurotische Depression, 2410 und 2400 (Atemwegsinfekt und Pharyngitis), erstaunlich bei 2415 Laryngitis, Epiglottitis, und bei 2420 akute Bronchitis.

Die im Wiener Notdienst auffällig erhöhten Erkrankungsformen sind im Umkreis der akut bedrohlichen Symptome zu finden, die sich ein *Not*-dienst durch
Namensgebung zum Arbeitsfeld erwählt. Auch die *Neurasthenie* als weit offene,
nicht präzise definierte Beschwerdeneinheit dürfte diesem medizinischen Weltbild
zugehören: Als höfliche Form der Mitteilung, daß ein bedrohliches Symptom durch
menschliche Angst oder neurotische Mechanismen vorgespiegelt wurde.

Mit Hilfe der vorgelegten Vergleichsdaten ist es zumindest teilweise gelungen,
trotz der Armut an gültigen Vergleichsdaten aus der österreichischen Allgemeinpraxis, die deutlichsten Merkmale der unterschiedlichen Fälleverteilung in Praxis
und Notdienst darzustellen.

Kapitel 14

Die diagnostische Schlüsselrolle der Symptome

Im diagnostischen Prozeß geschieht eine Aufarbeitung von subjektiven und objektiven Informationen vom Patienten über die Krankheit. Diese Informationen sind gewöhnlich Symptome als Bausteine von Beschreibungen abnormen Leiberlebens. Dem medizinisch anerkannten Symptom kommt eine Aufgabe im Aufbau einer Krankheitsbeschreibung zu: Viele Störungen des Leiberlebens haben keine Krankheitsbedeutung und sind in größere Krankheitseinheiten nicht mit Gewinn einzubauen. Dies unterscheidet die Wahrnehmungen des Laien von denen des Geschulten: daß der Laie seine Mißempfindungen in einem bunten Gemisch von objektivierbaren und bleibend subjektiven Wahrnehmungen darstellt, aus denen der Arzt eine Auswahl trifft. Diese Auswahl folgt seiner Ausbildung, die an der Hochschule nicht symptomorientiert sondern krankheits- und diagnosenzentriert ablaufen muß: Der Studienabsolvent kennt den Kanon der für die Sekundärversorgung wertvollen Symptome sehr gut, weil er diese als Bausteine der dort wesentlichen Erkrankungen lernen mußte.

Weniger bewußt können ihm die psychosomatisch signifikanten Symptome sein, denen ein symbolhafter Mitteilungswert zugeschrieben werden kann. Sie werden nach der Meinung verschiedener Schulen einem Bedeutungsgefüge zugeordnet, das Wege zur Therapie oder auch zur Ergründung einer Einsicht in den Menschen weist. Die hier verwendeten Symptome sind meist andere als die der Forschungsmedizin. Es ist ein Problem der Ärzteausbildung, daß die Entscheidung zum Einfügen eines Symptoms in den einen oder anderen Kanon von Zuordnungen wenig gelehrt wird.

Da die Symptome Bausteine sind, müssen sie vieldeutig sein: Sie sind ja an verschiedenen Stellen des diagnostischen Prozesses einzufügen und können wechselnde Bedeutung als Anteile einer Krankheitsdeutung erhalten. Die wechselnde Gewichtung und Anordnung derselben Symptommenge nach Vordergrund und Rahmen führt zu verschiedenen Auffassungen vom Gesamtgefüge der Krankheit und des Patienten. Dieser Bedeutungswechsel vollzieht sich unter wechselnder Rollenzuordnung für die Einzelsymptome, die entweder als bloße Information oder als Regler der Anordnung der anderen Symptome (Operatoren) oder nur als Nicht-Information gewichtet werden können.

Die Information des Telephonarztes an den Einsatzwagen im Notdienst hat eine handlungleitende Aufgabe: Wir haben dargestellt, wie Aspekte der Dringlichkeit in Form diagnostischer Aussagen dargestellt wurden. Diese Information hat auch die Aufgabe, den Krankenbesuch im weitesten Sinn zu rechtfertigen und sie soll der Einstimmung des hausbesuchenden Arztes auf die Situation am Einsatzort dienen. Unter diesen pragmatischen Bedingungen sind auch andere Symptome oder Benennungen in Verwendung, als im Kanon der diagnosenorientierten Medizin: Für den ärztlichen Einsatz genügt auch eine Milieuschilderung ohne logisch zwingende Verbindung zu einem Krankheitsbegriff. Einige derartige Benennungen für Randbedingungen haben wir bei Darstellung der Klassifizierungsarbeit schon dargestellt und bedauert, daß kein anerkannter Code besteht, der Ihre Aufnahme in den computerisierten Datenschatz der Studie ermöglicht hätte.

In unserer Untersuchung des Ärztenotdienstes hatten wir auch eine erstaunlich große Anzahl von anerkannten Symptomen des medizinischen diagnostischen Kanon zu dokumentieren:

Vor Tagbesuch waren 451,81 Promille der diagnostischen Aussagen und vor Nachtbesuch 421,37 Promille unter der Gruppe der Einzelsymptome und schlecht differenzierten Beschwerden einzuordnen. Der Kenner der verwendeten Klassifizierung weiß, daß in ihr weitere organspezifische Symptome im Rahmen von organbezogenen Gruppen des Code stehen.

Wir haben zum Beispiel für die Telephonanamnese der Klassifizierung 1940 Stenokardie unter Erweiterung ihrer eng definierten Bedeutung die Bedeutung Präkordialschmerz (meist kardial bedingt) nebst anderen Begriffen des Telephonarztvokabulars wie *Herzbeklemmung* zugeordnet. Erst nach Besuch wurde die präzise diagnostische Zuordnung Angina Pectoris mit diesem Code benannt. Es gibt demnach Symptomklassifizierungen auch noch außerhalb der, durch eine Klassifizierungsgruppe klar demarkierten Grenzen: Die Zahl verwendeter Symptome kann noch um einiges erhöht werden! Es wird vom Autor keine weitere Anzahl genannt oder durch Zählen ermittelt, weil dies zu Verwirrung führt: Außerhalb der Rubrik der Einzelsymptome haben einige Zuordnungen in der verwendeten Klassifizierung keinen ausschließlichen Symptomcharakter, obwohl sie wie Symptome verwendet werden können: Dies gilt für Vertigo oder den erhöht gemessenen Blutdruck: Der Erkenntniswert der Aussage ist in jedem Fall diskussionsbedürftig.

Die Untergruppe der Einzelsymptome wird zwischen den zwei dokumentierten Stufen im diagnostischen Prozeß des Notdienstes merklich kleiner: Nach Besuch finden sich bei Tag nur mehr 106,07 Promille und bei Nacht 170,70 Promille in der Symptomgruppe. Diese merkliche Reduktion läßt sich bei jenen Symptomen, die größere, testfähige Anzahlen erreichen, durch statistische Testverfahren belegen: 7 der Symptome konnten getestet werden, nur 4600 Herzklopfen zeigte keinen signifikanten Unterschied. Alle anderen wurden durch diagnostische Aufarbeitung signifikant reduziert. Bei 4675 Nierenkolik ist diese Aufarbeitung nachts nicht signifikant erfolgt: Leidensminderung konnte zu dieser Zeit auch ohne durchgehende diagnostische Abklärung geschehen.

Name der Diagnosegruppe	T-vor T-nach	T-vor N-vor	N-vor N-nach	T-nach N-nach
Einzelsymptome und schlecht definierte Beschwerden	+	−	+	+
4500 Kollaps	+	−	+	−
4520 Fieber o. sonstigen Befund	+	−	+	+
4600 Herzklopfen (siehe 1980)	−	−	−	−
4620 Dyspnoe	+	−	+	−
4655 Übelkeit	+	+	+	−
4675 Nierenkolik	+	+	−	+
4700 Bauchkolik, Gallenkolik	+	+	+	−

Die Entwicklung dieser häufigeren Vorangaben ist eine genauere Nachschau wert, die Aufschluß über die Rolle der Symptome in einer pragmatisch erlebten Medizin geben kann:

Die Vorangabe 4500 Kollaps und ihre diagnostischen Folgerungen nach Besuch im Tagdienst

Aufgliederung von 121 Vorangaben dieser Zuordnung nach abschließenden diagnostischen Begriffen und deren Anzahl.

Code	Klassifizierung	Anzahl
15	Erbrechen und Durchfall	4
105	Masern	1
720	Diabetes mellitus	2
725	Hypoglykämie	2
1065	Neurasthenie	3
1100	Alkoholismus	1
1155	Herzneurose	1
1315	Parkinsonkrankheit	1
1335	Multiple Sklerose	1
1735	Vertigo, Menière Krankheit	7
1935	Hochdruckkrise	1
1940	Herzinfarkt	1
1950	Stenokardie	1
1990	Vorhofflimmern	1
1995	Extrasystolie	1
2005	Rechtsherzinsuffizienz	1
2015	Herzinsuffizienz undefiniert	3
2110	TIA	2
2115	chronische cerebrale Insuff.	8
2230	andere periphere Arteriopathien	1
2410	akute Tonsillitis	2

Code	Klassifizierung	Anzahl
2420	akute Bronchitis	1
2475	Pneumonie	2
2705	Dyspepsie	1
2910	akute Pyelitis	1
4010	Torticollis	1
4015	Ischias	1
4500	Kollaps	17
4505	Schüttelfrost	1
4585	Kopfschmerz	1
4600	Herzklopfen	1
4640	Schmerzen Brustkorb, Pleurodynie	1
4700	Bauchkolik, Gallenkolik	1
5115	Hand-Fingertrauma	1
5310	häuslicher Unfall	1
7150	Erkrankung in der Schwangerschaft	1
8480	plötzlicher Tod	
	Summe	82
	nicht weiter verfolgt	39
	insgesamt	121

Bei Durchsicht dieser differentialdiagnostischen Tabelle sind drei Aspekte von besonderer Bedeutung:

- Die Anzahl von Symptomen in der Aufzählung hat sich – zugunsten von Diagnosen – merklich vermindert.

- Es gibt einige Schwerpunkte der Entwicklung, die geläufigen Krankheiten mit dem genannten Symptom entsprechen.

- Die außerordentlich unspezifische Rolle des genannten Symptoms ist aus der Vielfalt sonstiger Schlußklassifizierungen zu erkennen.

Für das Symptom 4500 Kollaps (im weiteren Sinn und vor Besuch) ist zu vermuten, daß die handlungsleitende Aufgabe (*jemand ist gestürzt, nun müssen wir hinfahren*) alle diagnostischen Überlegungen kurzgeschlossen hat: Wenn eine Arzt zu dem Gestürzten fährt, so ist weitere Diagnostik am Telephon nicht angebracht: Sie kann unter verbesserten Bedingungen beim Besuch selbst erfolgen. Es ist aus dieser pragmatischen Rechtfertigung auch nicht angebracht, dem Telephonarzt diagnostische Nachlässigkeit zuzuschreiben: der Handlungsimperativ hat alle anderen medizinischen Forderungen für diese Visite erledigt, als die Hinfahrt entschieden war. Als Nebenprodukte dieser großzügigen Handhabung der Pragmatik unter Zeitdruck und Entscheidungszwang finden sich nach Besuch offensichtliche Ausreißer, diagnostische Folgerungen, die der Vorangabe, aber auch ihrem Handlungsauftrag, nicht entsprechen: Der eng gesetzte diagnostische Rahmen hat auch eine Unschärfe, die sich in offensichtlichen Fehlangaben, vermutlich auch in organmedizinisch unnötigen Visiten, ausdrückt.

Ähnliche Überlegungen sind bei einem minder dringlichen Symptom am Platz, das anschließend diskutiert werden soll:

Die Vorangabe 4520 Fieber ohne sonstigen Befund und ihre diagnostischen Folgerungen nach Besuch im Tagdienst

Aufgliederung von 273 Vorangaben dieser Zuordnung nach abschließenden diagnostischen Begriffen und deren Anzahl.

Code	Klassifizierung	Anzahl
15	Erbrechen und Durchfall	12
45	Scharlach	2
50	Erysipel	2
60	andere bakterielle Infektionen	1
105	Masern	2
110	Röteln	2
155	Mononucleose	1
180	andere Virusinfekte	10
720	Diabetes mellitus	3
935	Polycythämie	1
1060	neurotische Depression	1
1410	Nervenschmerz im Thoraxbereich	1
1530	Iritis	1
1710	akute Otitis media	2
1735	Vertigo, Menière Krankheit	1
1910	erhöhter Blutdruck	3
2105	Cerebraler Insult	1
2225	Arterieller Verschluß o. Stenose	1
2245	oberflächliche Phlebitis	1
2400	ob. Atemwegsinfekt, Pharyngitis	11
2410	akute Tonsillitis	15
2415	Laryngitis, Epiglottitis	2
2420	akute Bronchitis	12
2440	katarrh. Atemwegsinfekt	1
2475	Pneumonie	12
2480	grippaler Infekt	33
2485	Influenza	1
2630	Stomatitis	1
2700	Gastritis	1
2705	Dyspepsie	2
2745	Colitis Ulcerosa	1
2810	Lebercirrh. chron. Hepatitis	1
2830	Haematemesis, Melaena	1
2910	akute Pyelitis	2
2920	Nierenstein	1

Code	Klassifizierung	Anzahl
2935	Harnwegsinfekt	6
3035	Adnexitis	2
3060	Vaginalprolaps	1
3910	Polyarthropathie	1
3920	Arthrose Ellenbogengelenk	1
3945	Fußarthrosen	1
3990	cervicale Spondylose	1
4110	Osteoporose	1
4500	Kollaps	3
4520	Fieber ohne sonst. Befund	10
4555	Ödeme	1
4590	Sprachstörung	1
4620	Dyspnoe	1
4700	Bauchkolik, Gallenkolik	1
5190	Insektenbiß, -stich	1
5200	Hämatom	1
5260	Allergische Reaktion	1
5320	Medikamentenreaktion	1
5760	Tetanusinj benötigt	1
	Summe	182
	nicht weiter verfolgt	91
	insgesamt	273

Diese Aufarbeitung von diagnostischen Erstangaben auf dem Weg differentialdiagnostischer Tabellen kann auch noch anders interpretiert werden: Auch in der Sprechstunde ist der Patient in der Situation des telephonierenden Bestellers. Er macht sich auch vor der Konsultation in der Arztpraxis eine erste Vorstellung von seinem Problem, das er unter Leidensdruck weniger kritisch sichten wird als der geschulte Berater. Die dargestellten Tabellen geben daher auch Hinweise auf die Häufigkeitsverteilung diagnostischer Folgerungen nach einer Patientenangabe in der Sprechstunde. Wegen der andersartigen Fälleverteilung in Praxis und Notdienst kann es sich nur um Hinweise handeln. Wegen des merklichen Mangels solcher Daten aus dem Praxisalltag werden sie dennoch willkommen sein.

Die Vorangabe 4700 Bauch-, Gallenkolik und ihre diagnostischen Folgerungen nach Besuch im Nachtdienst

Aufgliederung von 160 Vorangaben dieser Zuordnung nach abschließenden diagnostischen Begriffen und deren Anzahl.

Code	Klassifizierung	Anzahl
15	Durchfall und Erbrechen	11
410	Magenca	1
470	Collumca Uteri	1
485	Prostataca	1
515	andere Primärtumoren	1
720	Diabetes mellitus	1
1060	neurotische Depression	1
1065	Neurasthenie	1
1410	Nervenschmerz Thoraxber.	1
1950	Stenokardie	1
2410	akute Tonsillitis	1
2420	akute Bronchitis	1
2480	grippaler Infekt	1
2500	Bronchialasthma	1
2685	Duodenalgeschwür	1
2700	Gastritis	4
2705	Dyspepsie	1
2715	Appendicitis	7
2740	Morbus Crohn	1
2745	Colitis Ulcerosa	1
2750	Angina abdominalis	1
2755	Ileus	2
2760	Divertikulitis	1
2765	Obstipation	1
2770	Diarrhoe (ohne Erbrechen)	1
2815	Gallenstein	9
2825	akute Pankreatitis	3
2920	Nierenstein	1
3035	Adnexitis	1
4500	Kollaps	1
4520	Fieber ohne sonst. Befund	2
4620	Dyspnoe	2
4665	Flatulenz	1
4675	Nierenkolik	6
4700	Bauchkolik, Gallenkolik	25
7805	akutes Abdomen	5
7815	Z.n. Gastrektomie	2
7830	Z.n. Appendektomie	1
7885	Z.n. Darmoperation	1
8280	Dauerkatheter	1
	Summe	106
	nicht weiter verfolgt	54
	insgesamt	160

In der vorgelegten Darstellung zur diagnostischen Schlüsselrolle der Symptome sind die wichtigsten Eigenschaften dieser *Bausteine der Diagnostik* auch für den Notdienst dargestellt worden:

- Sie sind polyvalent und in wechselnder Gewichtung im Gesamtgefüge einer Diagnose verschieden einzusetzen;

- Sie haben (oft bevorzugt) handlungsleitende Information zu liefern, weit bevor Diagnosen feststehen;

- sie können prognostische Bedeutung vermitteln (was im Kapitel über Dringlichkeit dargestellt wurde).

- Sie sind schließlich in der Primärmedizin Anlaß einer symptomgesteuerten Therapie, was in dieser Darstellung ohne Bedeutung bleibt, aber im Notdienst, etwa bei der Behandlung einer Nierenkolik ohne weitere Diagnostik, durchaus vorkommen muß.

Die Häufigkeit, mit der die alltäglich erlebte Medizin das Symptom zum Mittelpunkt ihres Denkens und Handelns macht, sollte dazu führen, nicht nur den Symptomen Aufmerksamkeit zu schenken, die als Teilbegriffe der Konstituierung von Krankheitsbegriffen in der klinischen Medizin eine Rolle spielen: Auch das einzeln erlebte Symptom kann in der Konsultation mit dem Primärarzt alle genannten Bedeutungen gewinnen und für die Betreuung des Patienten Wert haben, wenn eine entsprechende Schulung in der Primärmedizin darauf vorbereitet hat.

Kapitel 15

Was wird im Notdienst nicht diagnostiziert?

Der Klassifizierungscode des *Royal College of General Practitioners 1984*, der für diese Studie in der Datenverarbeitung eingesetzt wurde, kann schon wegen seiner langjährigen Bewährung in Bereichen der Praxisforschung als ein vertretbarer Register von praxishäufigen Klassifizierungen auf Symptom- Handlungs- und Diagnosenniveau gelten. In ihm enthaltene Klassifizierungsbegriffe sind nicht wesentlich praxisfern und für eine Allgemeinpraxis keine Raritäten.

Dennoch haben wir im Rahmen unserer Untersuchung wiederholt feststellen können, daß für die Untersuchung des Notdienstes keineswegs alle vorhandenen Codes und Begriffe eingesetzt wurden. Dies ist ein neuerlicher, diesmal vom Begriffssystem her vorangetriebener, Zugangsweg zum Verständnis der Spezifität notärztlicher Versorgung.

Welche Anzahl von Codes oder Begriffen der Diagnosengruppen werden für die Untersuchung des Notdienstes verwendet?

Name der Diagnosegruppe	verfügbar	verwendet	
		T-nach	N-nach
Infektiöse und parasitäre Erkrankungen	55	13	12
Neoplasmen	38	12	16
endokrine und metabolische Erkrankungen	18	3	3
Bluterkrankungen	9	2	2
psychische Störungen und Erkrankungen	44	10	13
Erkrankungen des Nervensystems	25	6	6
Ohrenerkrankungen	17	2	2
Kardiovasculäre Erkrankungen	25	15	15
Cerebrovasculäre Erkrankungen	4	3	3
Peripher-vasculäre Erkrankungen	23	8	7
Erkrankungen der Atemwege	29	11	10
Erkrankungen des Verdauungssystems	49	23	20
Erkrankungen des Urogenitalsystems, Gravidität	75	11	14
Hauterkrankungen	39	2	5
Erkrankungen des Bewegungsapparates	49	19	13
Einzelsymptome und schlecht definierte Beschwerden	44	24	20
Trauma	71	16	6
Summen	605	180	159
Prozent von 605		29,7	26,3

Wie aus der Aufstellung zu erkennen ist, ist in den beiden Dienstabschnitten nach Besuch nur rund ein Drittel der, für die Allgemeinpraxis vorgesehenen, Codes verwendet worden. Ein wesentlicher Unterschied zwischen Tag- und Nachtdienst läßt sich nicht zeigen; die Werte bei Nacht liegen abwechselnd gering über oder gering unter den Tageswerten.

Eine Beweisführung über die Ursache der Nichtverwendung ist naturgemäß schwer. Einige Beispiele können aber zu hilfreichen Vermutungen führen:

Die folgenden Rubriken stammen aus dem Dienstabschnitt Nacht/nach Besuch.

Verwendete Codes für psychische Störungen und Erkrankungen

Code	Klassifizierung
1020	Schizophrenie
1025	psychotische Depression
1040	Angstanfall
1045	Angstzustand
1060	neurotische Depression
1065	Neurasthenie
1080	Persönlichkeitsstörung
1100	Alkoholismus
1115	akute Alkoholvergiftung
1140	Nikotinvergiftung
1150	Hyperventilation
1155	Herzneurose
1310	senile Demenz

Nicht verwendete Codes

Code	Klassifizierung
1000	präsenile Demenz
1005	alkoholische Psychose
1010	Drogen-Psychose
1015	Verwirrtheit (bei Tag verwendet)
1030	Paranoider Dauerzustand
1030	andere ... kindlicher Autismus
1050	phobischer Dauerzustand
1055	Zwangsneurose
1070	Hypochondrie
1075	andere Neurosen
1085	Homosexualität
1090	sexuelle Deviation
1110	Drogenabhängigkeit
1120	1125,1130,1135,1140,1145 für Grade des Rauchens oder Nichtrauchens
1150	Hyperventilation und psychogene Aphonie
1160	nervöses Luftschlucken
1165	Vaginismus
1170	Anorexia Nervosa
1180	Ernährungsproblem als Verhaltensproblem
1185	Nächtliches Bettnässen
1190	Spannungskopfschmerz
1200	Prüfungsangst
1205	Psychische Störung nach Schädelhirntrauma
1210	kindliche Verhaltensstörung
1211	Schulangst
1215	Dyslexie
1220	Reifungsstörung
1220	andere ...

Eine Lösung der Frage, warum diese Codes nicht verwendet wurden, ist, als persönliche Interpretation des Autors, wie folgt zu suchen:

1. Die Störung wird *nie bedrohlich* oder notdienstlich akut (Bettnässen).

2. durch *chronischen Verlauf* sind manche Erkrankungen nicht in Betreuung des Notdienstes gelangt (Zwangsneurose).

3. *Verfeinerte Diagnosenregister* werden wegen der kurzen, nicht - wissenschaftlichen Notdienstklassifizierungen nicht verwendet (Grade des Rauchens oder Nichtrauchens).

4. *Sehr seltene Gesundheitsstörungen* können auch dem dichten Netz dieser Studie entgangen sein (Vaginismus).

5. *Symptome* sind besonders nach Besuch kaum verblieben, weil Ärzte sie gerade bei psychischen Störungen selten bewußt klassifizieren, oder sie in anderen Krankheitsbegriffen enthalten sind (Gastritis - Luftschlucken).

6. Die Störung tritt *nicht im Notdienstzeitraum* auf. (Schulangst, per Definitionem auf dem Schulweg zu erleben)

Diese Thesen können bei einer zweiten, somatischen Begriffsreihe überprüft werden:

Verwendete Codes für Erkrankungen der Atemwege

Code	Klassifizierung
2400	oberer Atemwegsinfekt, Pharyngitis
2405	akute Sinusitis
2410	akute Tonsillitis
2415	Laryngitis, Epiglottitis
2420	akute Bronchitis
2475	Pneumonie
2480	grippaler Infekt
2495	Emphysem
2500	Bronchialasthma
2520	Pleuritis

Nicht verwendete Codes

Code	Klassifizierung
2430	Nasenscheidewandverkrümmung
2440	chronische Nasopharyngitis
2445	chronische Sinusitis
2450	Tonsillar- und Adenoid- Hypertrophie
2455	Peritonsillarabszess
2460	Heufieber
2465	andere allergische Rhinitis
2470	Abszess oder Furunkel der Nase
2485	echte Influenza
2490	chronische Bronchitis
2505	Bronchiektasien
2510	allergische Alveolitis
2515	Pneumokoniose
2525	Pleuraerguß
2535	Stimmbandpolyp

Die oben verwendeten Interpretationen können auch darauf Anwendung finden:

Es gelten:

1. *Nie bedrohlich* für: 2430, Nasenscheidewandverkrümmung,

2. *chronischer Verlauf* für: 2440, 2445 chronische Nasopharyngitis und Sinusitis,

3. *verfeinerte Diagnosenregister* bei: 2525 Pleuraerguß (gegen Pleuritis allein),

4. *sehr selten*: 2515 Pneumokoniose.

Die oben vorgeschlagenen Kategorien scheinen also die wichtigsten denkbaren Erklärungen für das Fehlen mancher Klassifizierungscodes in dieser Notdienststudie zu enthalten. Es sind in dieser Begriffsserie auch Erklärungen angelegt, die wir noch nicht dargestellt haben:

Eine ganze Reihe von psychischen Störungen werden von dem Notarzt vermutlich nur als allgemeine Hilferufe erlebt und nicht gesondert klassifiziert, also unter unnötig verfeinerte Diagnosenaufzeichnungen gereiht. Der Wiener Notdienst arbeitet ja, wie wir gesehen haben, vorwiegend mit bedrohlich erscheinenden Körpersymptomen oder zugehörigen Diagnosen. Wir haben diese somatische Orientierung aus der Sicht der Allgemeinpraxis kritisiert, können aber annehmen, daß psychische Betreuungssituationen gelegentlich nicht aufgezeichnet werden, obwohl sie erfolgen.

Symptome der Berufenden oder der Familie sind gleichfalls nicht wesentlich in den untersuchten Notdienstaufzeichnungen enthalten. Wir dürfen aber aus anderen Untersuchungen schließen, daß ein Hilferuf auch ein Hilferuf der Familie ist, ja daß sogar manche Hilferufe eher Rufe der überforderten Betreuer als des Patienten sind.

Wenn in diesem Kapitel auf rechnerischer Basis die Enge des notärztlichen Diagnosenregisters klargestelt wird, so ist damit auch eine der besten Antworten auf die Konkurrenzdebatte zwischen dem niedergelassenen Arzt und dem Notdienst gefunden: Das eingeschränkte Diagnosenregister stellt klar, daß ein vernünftig geführter Notdienst, der nur eine beschränkte Zeit tätig wird und bei dem Ärzte den Einstieg überwachen, keine volle hausärztliche Betreuung ersetzt.

Kapitel 16

Kurze Beantwortung der wichtigsten Forschungsfragen der Studie

Zum Abschluß dieser Untersuchung sollen die Antworten auf die eingangs gestellten Fragen noch einmal zusammengefaßt werden:

1. Es wurde gefunden, daß die Altersverteilung der besuchten Patienten einen beträchtlichen Schwerpunkt im höchsten Lebensalter besitzt. Während 24% der Wiener Bevölkerung über 60 Jahre alt sind, sind 44% der Notdienstpatienten über 60.

2. Der Anteil von Visiten pro Bezirk ist bei Tag und Nacht für die Bezirke 1 bis 20 gleich, für die großen Randbezirke mit den höheren Nummern am Wochenende bei Tag höher. Eine Beziehung zur Arztdichte konnte nicht gefunden werden, jedoch erscheint es, ohne sichere Kenntnis einer Kausalbeziehung, bedeutsam, daß die Innenstadtbezirke mehr von der Rettung betreut werden, die Stadtrandbezirke mehr vom Notdienst.

3. Die Weitergabe von Visitenbestellungen gelingt in oft sehr kurzen Zeiträumen, sodaß der Dringlichkeit der Visiten auch bei beträchtlichem Arbeitsumfang entsprochen werden kann. Nach 10 Minuten sind über 55% der Blaulichtvisiten bei Tag und Nacht an einen Wagen weitergegeben. Die anflutenden und die von der Zentrale abgegebenen Visitenwünsche stehen in einem stabilen Gleichgewicht, das keinen Rückstau erzeugt.

4. Dringliche und Blaulichtvisiten treten in verhältnismäßig konstanter Häufigkeit und Verteilung bei Tag und Nacht auf, während die normalen Visiten ein beträchtliches Hoch in den frühen Abendstunden erreichen. Die Durchschnittsvisite dauert bei Tag von Berufung bis Rückmeldung 30 Minuten. Alter und Geschlecht der Patienten haben für die Visitendauer keine Bedeutung.

5. Auch für die Diagnostikstudie wurden 1787 Einsätze an Wochenendtagen und 1460 Einsätze in Wochentagsnächten untersucht. Über sie gibt es 2545 diagnostische Zuordnungen im Tagdienst und 1279 Zuordnungen im Nachtdienst. Die häufigst besuchten Erkrankungen im Tagdienst waren die folgenden:

Ischias, Asthma bronchiale, Stenokardie, grippaler Infekt, akute Bronchitis, Erbrechen und Durchfall, erhöhter Blutdruck, Kollaps, Kreuzschmerz, Bauchkolik, Gallenkolik.

6. Die für diagnostische Zuordnungen in der Telephonanamnese verwendeten Begriffe sind deutlich am Erleben oder am Informationsstand der Patienten orientiert: Höchst selten kommen Zuordnungen in der Telephonanamnese vor, die nicht in Laiensprache formulierbar wären. Am häufigsten, fast in der Hälfte aller diagnostischen Aufzeichnungen, erfolgen vor Besuch – und nach Telephonanamnese – Zuordnungen zu Symptomen: Kollaps, Herzklopfen, Fieber, Übelkeit, Dyspnoe, Nierenkolik.

Von den großen Gruppen organbezogener Diagnosen stehen die kardiovasculären nach den Symptomen an zweiter Stelle. Der Einfluß der Beurteilung durch die Patienten führt auch zu bevorzugt anatomischen, anstelle von ätiologischen Diagnosenbegriffen, so bei den an dritter Stelle gereihten Erkrankungen der Atemwege, die eher genannt werden als die ätiologische Benennungsgruppe der infektiösen Erkrankungen.

Meist werden nur 30% aller Positionen des Code für eine Diagnosengruppe oder einen ärztlichen Handlungsbereich (Vorsorge, Operationen) verwendet, was den eingeschränkten Arbeits- und Erkenntnisbereich des Notdienstes klarstellt. Die Ergebnisse zeigen:

- daß der Notdienst mit ausgewählten Patienten und Erkrankungen tätig wird und daß er ausgewählte ärztliche Handlungen als seine Aufgabe festsetzt. Er hat damit spezialistische Aufgaben, obwohl er Primärversorger ist. Er wird bei ausgewählten, aber durchaus häufigen Gesundheitsstörungen tätig.

- daß der Notdienst sehr nah an der natürlichen Morbidität der Bevölkerung agiert, und

- daß die seltenen *Facharztkrankheiten* unter den genannten Umständen der Erstbeurteilung durch Laien und Telephonarzt nicht zur Aufzeichnung gelangen: weil sie in der Frühform oder wegen ihres seltenen Auftretens durch Laien und am Telephon nicht zu erfassen sind.

Es ergibt sich der Eindruck, daß der Notarzt, anders als der Hausarzt, seine Aufgabenstellung in kompetenter somatischer Bewältigung sieht und daß er kein Wahrnehmungssystem für jene Erlebensformen hat, die bei Balint immer wieder als Hintergründe dringlicher Notrufe beschrieben werden. Ein anderer Zugangsweg zum Patienten, nicht der des Hausarztes oder des Balintmediziners, ist damit aber wohl erwiesen: Ein Notdienst ist wirklich ein Vertretungsdienst und kein Hausärzteersatzdienst.

7. Für die tägliche Arbeit läßt sich das Anamneseverfahren des Telephonarztes durchaus empfehlen: Er dokumentiert möglichst nur gesicherte Befunde oder weitgehend objektivierbare Störungen des Leiberlebens.

Es muß klar gesagt werden, daß in der Telephondiagnostik unvermeidliche Fehlleistungen erwartet werden müssen. Mit einer Methode wie der Telephondiagnostik lassen sich auch beim intensivsten Bemühen nur geringere Sicherheiten erreichen, als mit der direkten Begegnung zwischen Arzt und Patient. Auch eine vermehrte Investition an Zeit und Kunst kann die gegebene Unsicherheit der Methode nicht wettmachen. Es scheint, nach den Ergebnissen der Studie, wirkungsvoller, die Patienten, etwa durch einen „Patientenratgeber des Wiener Notdienstes" für die anerkannt häufigen diagnostischen Situationen vorzubereiten, weil nach den vorliegenden Ergebnissen der gut informierte Patient die größte Gewähr einer guten Telephonanamnese darstellt. Diese Erkenntnis stützt die Bestimmungen gegen die Fernbehandlung im österreichischen Ärztegesetz.

Mit Hilfe der vorgelegten Vergleichsdaten ist es zumindest teilweise gelungen, trotz der Armut an gültigen Ergebnissen aus der österreichischen Allgemeinpraxis, die deutlichsten Merkmale der unterschiedlichen Fälleverteilung in Praxis und Notdienst darzustellen. Die im Wiener Notdienst auffällig erhöhten Erkrankungsformen finden sich im Umkreis der akut bedrohlichen Symptome, die sich ein *Not*-dienst durch Namensgebung zum Arbeitsfeld erwählt.

Dringliche Visiten werden sehr vorsichtig ausgewählt, um den Handlungsspielraum der Dienstes nicht zu überfordern. Der Telephonarzt läßt fast nur Patienten mit Vorangaben, die auf ein kardiovaskuläres Risiko oder die Störung der lebenswichtigen Atemfunktion hinweisen, mit Blaulicht besuchen. Er teilt allen anderen auffällig akuten Erkrankungsformen eine erhöhte Dringlichkeit im betriebsinternen Verkehr zu, wenn die Tageszeit oder die Häufigkeit des aus der Vorangabe ableitbaren Risikos dies nahelegen. Der Telephonarzt agiert unter dem Einfluß der Fälleverteilung der von ihm betreuten Gesundheitsstörungen.

Kapitel 17

Der Notdienst in der allgemeinmedizinischen Literatur

Wenn in einer wissenschaftlichen Disziplin von Rang auf die Vorläufer einer Publikation Bezug genommen wird, so sind häufig jahrzehntelange Traditionen zu berichten. Eine Unzahl von Arbeiten läßt sich zur Diskussion Pro und Kontra referieren und ein Autor ist stolz, oft nur einen einzelnen weiteren Tatbestand, diesen jedoch aufs höchste gesichert, in die weitere Diskussion einzubringen.

Als der Autor während der schriftlichen Niederlegung der letzten Kapitel dieser Untersuchung die Studie von Schnering und Schnering über den ... *dringlichen Hausbesuchsdienst im Kreis Hoyerswerda* erhielt, war es in hohem Maß erfreulich, eine verwandte Methodik, eine ähnliche Themensetzung und weitgehend nahestehende Fragestellungen zu finden. Es war beglückend und es macht nun zu zweit dennoch einsam: Zu Recht zitiert Schnering den Autor mit dem Satz: *Hausbesuchsforschung tut not!* Der breite Problemkreis, der sich dem Kenner der Materie auftut, ist mit wenigen Studien, auch auf der breiten Basis der hier erstellten großen Datenmengen, nicht abzusättigen.

Die auffindbare Literatur weist in der Themensetzung und in der Durchführung auf alle Mängel facheigener Darstellungsformen und Forschungsgebiete hin:
Die bearbeiteten Problemkreise sind wie folgt einzuteilen:

1. Ratgeberliteratur aus meist fachärztlichem Wissen über Notsituationen und die dort richtige Verhaltensweise.

2. Berichte über Einzelfälle mit Lösungsvorschlägen von der Mitteilung *Mea Culpa* bis zu: *So habe ich es geschafft.*

3. Fällestatistiken mit außerordentlich verschiedenen Rahmenbedingungen und Klassifizierungssystemen, sowie verschiedenartigen Abstufungen der Dringlichkeit, meist aus Einzelpraxen. Sie alle sind, für die wissenschaftliche Tradition des Aufbaus eines Faches, unkonvertierbare Währung.

4. Anti-Notdienst-Polemik auf standespolitisch-emotioneller Basis ohne wissenschaftliche Beweisführung.

5. Berichte über organisatorische Strukturen von Notdienstorganisationen in der ganzen Welt (*Pro-Notdienst-Literatur*).

6. Literatur aus dem Bereich Balint-Medizin und Psychosomatik mit kasuistischen Darstellungen von psychosomatischen Masken und Symboldeutungen der Hausbesuchssituationen, besonders der dringlichen und emotionell bewegenden Berufungen.

Was offensichtlich in der Mehrheit der Untersuchungen fehlt, ist die Aufarbeitung großer Datenmengen, um die Polemik entweder zum Stillstand zu bringen oder in die richtige Bahn zu lenken, um die Diskussion über den Notdienst zu vermehrter Klarheit zu bringen oder zum Schweigen. Die Darstellung von Einzelfällen ist ja sogar in der Balint-Medizin nur eine relative Tugend: Dort genügt immerhin der repräsentativ ausgelotete Einzelfall den Forschungsbedingungen des Systems und bringt dem aufmerksamen Leser alle Antworten, deren er bedarf.

Aber welche Antworten braucht denn nun die Diskussion um den Notdienst?

1. soll eine Erklärung gefunden werden, was für eine Sorte primärärztlicher Medizin ein Notdienst eigentlich betreibt: Ist er ein echter Hausärztedienst oder ist das gar nicht möglich?

2. soll den Standespolitikern erklärt werden können, welches Spektrum der Fälleverteilung der Notdienst der primärärztlichen Versorgung entzieht: Wenn es Gründe in Standespolitik und Berufsidealismus gibt, die für eine Erhaltung dieser Patientenbegegnungen und Interventionsmöglichkeiten sprechen, so wird ein Allgemeinarzt um diese Situationen kämpfen müssen. Andernfalls wird er seinen Beruf geschmälert sehen und sein Berufsbild reduziert.

3. ergeben sich zahlreiche Fragen über das Funktionieren eines solchen Dienstes, der bei allen Problemen der primärärztlichen Versorgung auf viele Vorteile des Hausarztes aus dem Bereich der Langzeitkenntnis und der gemeinsam erlebten Anamnese verzichten muß; und dies auch bei Projektion in die Zukunft der erschwerten Nachschau nach der akuten Betreuung des Patienten! Eng damit verbunden ist die Frage, ob genau der Mangel an Einsichten in die Psychogenese oder Soziogenese von Erkrankungen, der nach der Notarztintervention verbleibt, für einen Teil der Patienten erst im Spital ausgeglichen wird: Die nachmals als unnötig erkannte Hospitalisierung im Zweifel ist für das bedrohlich wirkende Beschwerdebild noch immer die einzige Lösung, sie ist beim fremden Patienten häufiger zu erwarten – und die vorliegende Untersuchung gibt aus dem offensichtlichen Mangel psychosozialer Klassifizierungen im epidemiologischen Spektrum eine bestätigende Antwort.

4. Die ökonomischen Konsequenzen einer Institution, die aus den genannten
   Gründen der Zweifelhaftigkeit des Frühsymptoms beim unbekannten Patienten mehr Hospitalisierungen anstreben wird, sind abzuwägen gegen die
   Freizeitbedürfnisse der Ärzte. Wie aus dem Satz zu erkennen, geht es hier
   um unvergleichbare Werte, weshalb die Diskussion von dritten Umständen
   abhängig gemacht wird: Zum Beispiel von der Anzahl pro Arzt versorgter
   Patienten und vom Einkommen oder der Arbeitsbelastung der Ärzte und
   der Bevölkerungsdichte der versorgten Patientenschaft.

5. In der Medizin wird selten gefragt, wie der Patient und die Patientin
   über eine Einrichtung denken. Es liegt in der Natur der Patienten-Arzt-
   Beziehung, daß der Patient sie gerne in jedem Fall von Gesundheitsstörung
   anrufen möchte. Es ist auch in der Balint - Literatur nachzulesen, daß
   es beträchtlichen Gewinn bringt, solche Situationen vom Standpunkt der
   Patienten- Arzt-Beziehung aufzuarbeiten. Der Patient mag in allen Fällen
   mit dem Notdienst zufrieden sein, er wird doch lieber vom vertrauten Arzt
   betreut werden wollen, den er sich selbst erwählt hat und der sein ganzes
   Vertrauen genießt.

Die Antworten auf die hier nachgeholten Fragen sind in der Studie auch unter
ausdrücklicher Bezugnahme auf die genannte Problematik gefunden worden: das
spezifische Spektrum notärztlicher Tätigkeit und die erwartbaren Unsicherheiten
der Telephonanamnese bei für den Arzt unbekannten Erkrankungen sind belegt.

Der Notdienst versorgt in der Form, die in Wien organisiert ist, einen echten
Anteil der klassischen primärärztlichen Arbeit des Hausarztes. Er diagnostiziert
aus vielen Gründen vorwiegend somatisch. Er wird also einige klassische psychosozial bedingte Störungen, die den Balintmediziner unter den Hausärzten berei-
chern und dem Spitalarzt nur zur Beobachtung zugewiesen werden können, in die
teure Sekundärversorgung senden, weil er sein Risiko minimieren muß. Dies muß
ökonomische Folgen haben.

Es wäre aber im hohen Maße unehrlich, würde der Autor auf Grund der hand-
festen Argumentation, die er sich im Gegensatz fast zur ganzen vorliegenden Literatur erstellen konnte, gegen eine Institution schreiben, die es ihm erst ermöglicht,
daß er zu manchen Zeiten überhaupt Wisenschaft oder sonstiges Eigenes betreiben kann; der er es auch verdanken will, daß er sogar eine längeres Leben erhoffen
kann, ohne Schuldgefühle vor seinen Patienten zu haben.

Die systembedingten Mängel der notärztlichen Versorgung reichen nach Meinung des Autors nicht aus, um sie vollständig abzulehnen. Es wird nur nicht
sinnvoll sein, sie als Konkurrenzdienst einzurichten, wenn die Hausärzte normal
arbeiten und normal besuchen können. Nicht sinnvoll: aus Argumenten der Reduktion des Spektrums hausärztlicher Epidemiologie beim Hausarzt, nicht sinnvoll wegen des Mangels an kontinuierlicher Versorgung, der bei Notdienst und
Hausarzt klaffen könnte, nicht sinnvoll wegen der ökonomischen Folgen.

Ist die Arbeit der hausärztlichen Primärärzte intensiv und gefüllt mit immer
neuen Aufgaben, so wird es im Interesse des Patienten wie des Arztes sein, die
Arbeitskraft des Arztes im humanen Ausmaß zu schonen. Der Hausarzt wieder

sollte wissen, daß der Besuch beim Patienten für die Allgemeinmedizin einen hohen
Erkenntniswert hat und es sollte ihm gelehrt werden können. Hier schließt sich
der Kreis der Darstellung und erneut zeigt sich, daß Hausbesuchsforschung not
tut, daß Hausbesuchsdarstellung not tut, wenn dieser Beruf sich erkennen und
sich permanent bejahen soll.

Anhang

Notfalldienstordnung

der

Kassenärztlichen Vereinigung Südwürttemberg (KV)

und der

Bezirksärztekammer Südwürttemberg (BÄK)

Die Vertreterversammlung der KV und die Vertreterversammlung der BÄK
haben zur Sicherung der ambulanten ärztlichen Versorgung in dringenden
Fällen gem. den §§ 30, 31 des „Gesetzes über die öffentliche Berufsvertretung,
die Berufspflichten, die Weiterbildung und die Berufsgerichtsbarkeit der Ärzte,
Zahnärzte, Tierärzte, Apotheker und Dentisten (Kammergesetz)" und § 368 n
Abs. 1 RVO, § 6 Abs. 4 BMVÄ in ihren Sitzungen am 14. Oktober 1977 bzw.
26. November 1977 die gemeinsame Durchführung des Notfalldienstes vereinbart und für ihren Zuständigkeitsbereich folgende Notfalldienstordnung, geändert am 20. Oktober 1978 bzw. 18. November 1978, geändert am 19. Oktober
1984 (KV), beschlossen:

§ 1

Zuständigkeit

(1) Die Vorstände der Kreisärzteschaften regeln für ihren Bereich Umfang
und Durchführung des Notfalldienstes in Notfalldienstbezirken. Der KV
und BÄK ist auf Verlangen ein Organisationsplan der Notfalldienstbezirke
vorzulegen.

(2) Wenn es die kassenärztliche Versorgung der Bevölkerung erfordert, kann
nach Vorlage eines verbindlichen Dienstplanes mit Genehmigung der KV
für einzelne Fachgebiete und/oder Bezirke zur Sicherstellung ein besonderer Notfalldienst eingerichtet werden.

(3) Die im „Gesetz über den Rettungsdienst" vom 10. Juni 1975 (Gesetzblatt
Baden-Württemberg, S. 379) enthaltenen Vorschriften über eine Koordi-
nierung des Rettungsdienstes mit dem Notfalldienst sind zu beachten.

§ 2

Teilnahme

Sämtliche — auch in Gemeinschaftspraxen — freipraktizierenden Ärzte haben
grundsätzlich am Notfalldienst teilzunehmen und sich hierin fortzubilden.

§ 3

Befreiung

(1) Eine Befreiung von der Teilnahme am Notfalldienst kann aus schwerwiegenden Gründen — insbeosndere wegen körperlicher Behinderungen oder
besonders belastender familiärer Pflichten sowie wegen Teilnahme an
einem klinischen Bereitschaftsdienst mit nachzuweisender regelmäßiger
Notfallversorgung — auf Antrag ganz, teilweise oder vorübergehend er-
teilt werden.

(2) Eine Befreiung aus gesundheitlichen Gründen kann längerfristig nur erfolgen, wenn der Antragsgrund gleichzeitig zur Einschränkung der Praxisausübung unter den Durchschnitt der vergleichbaren Arztgruppe geführt hat. Ärztliche Atteste können nur anerkannt werden, wenn sie von den von der KV bzw. BÄK benannten Vertrauensärzten ausgestellt sind.

(3) Die Entscheidungen gem. Abs. 1 und 2 Satz 1 trifft der Vorstand der zuständigen Kreisärzteschaft.

§ 4

Pflichten des Notfallarztes

(1) Der Notfalldienst ist vom Kassenarztsitz aus zu führen. Der Notfallarzt muß während des Notfalldienstes erreichbar sein. Die Verwendung von Anrufbeantwortern, telefonischen Auftragsdiensten der Bundespost etc. allein ist nicht statthaft. Während seiner Besuchstätigkeit muß der Notfallarzt hinterlassen, wo er zu erreichen ist und wann er voraussichtlich zurückkehrt.

(2) Während des Notfalldienstes bestellte Besuche müssen ausgeführt werden, auch wenn die Dienstzeit hierdurch überschritten wird, sofern nicht diese Besuche der Arzt der Wahl übernimmt.

§ 5

Patientenkreis

Der Notfalldienst steht sämtlichen Patienten des Notfalldienstbezirkes zur Verfügung.

§ 6

Weiterbehandlung

Die Behandlung im Rahmen des Notfalldienstes berechtigt nicht zur Weiterbehandlung. Diese erfolgt durch den Arzt der Wahl. Notfalldienstpatienten müssen dem Arzt der Wahl zurücküberwiesen werden, soweit notwendig, ist dieser zu benachrichtigen.

§ 7

Vertretung

Der Tausch des Notfalldienstes ist auf Ausnahmefälle zu beschränken. Bei Verhinderung — besonders bei Krankheit — hat der Notfallarzt selbst für die geeignete Vertretung und Bekanntgabe der Änderung zu sorgen. Die Änderung ist den Stellen, denen üblicherweise die Einteilung des Notfalldienstes gemeldet wird, ggf. auch dem Vorsitzenden der Kreisärzteschaft oder dessen Beauftragten, bekanntzugeben.

§ 8

Dauer des Notfalldienstes

Der Notfalldienst beginnt, unbeschadet örtlicher Absprachen, in der Regel an Samstagen und Feiertagen spätestens um 8.00 Uhr und endet am Tag nach dem Sonn- oder Feiertag um 8.00 Uhr.

§ 9
Vergütung

(1) Für den nach § 8 geleisteten Notfalldienst wird von der KV ein Unkostenbeitrag von DM 125,— pro 24 Stunden gewährt. Verlängert sich der Notfalldienst nach § 8 durch vorausgehende oder nachfolgende Feiertage, so erhöht sich dieser Betrag entsprechend.

Der Unkostenbeitrag für den allgemeinen Notfalldienst erhöht sich um 50 %, wenn der Dienst an den Oster-, Pfingst-, Weihnachts- und Neujahrsfeiertagen durchgeführt wird.

(2) Für einen mit ausdrücklicher Zustimmung der KV (§ 1 Abs. 2) geleisteten eigenen fachärztlichen Notfalldienst wird ein Unkostenbeitrag von DM 55,— gewährt.

(3) Ein Unkostenbeitrag nach Abs. 1 oder Abs. 2 wird einem Arzt höchstens sechsmal pro Quartal gewährt.

(4) An örtlichen Fest- oder Feiertagen können bis zu zwei außerordentliche Notfalldienste im Kalenderjahr festgesetzt werden. Abs. 1, 2 und 3 gelten entsprechend.

(5) Der von der KV gewährte Unkostenbeitrag ist auf besonderen Vordrucken abzurechnen.

(6) Jeder zum Notfalldienst eingeteilte Arzt rechnet bei Kassenpatienten seine Leistungen über die KV ab.

§ 10
Ausnahmen

Von diesen Grundsätzen abweichende Organisationsformen der Durchführung des Notfalldienstes bedürfen der Genehmigung der KV.

§ 11
Rechtsmittel

(1) Gegen die Entscheidung des Vorstandes der Kreisärzteschaft ist innerhalb eines Monats nach Bekanntgabe der Entscheidung der Widerspruch zulässig. Der Widerspruch ist schriftlich beim Vorsitzenden der Kreisärzteschaft einzulegen und zu begründen.

(2) Wenn ein Notstand in der ärztlichen Versorgung die Teilnahme am Notfalldienst erfordert, kann vom Vorstand der Kreisärzteschaft die sofortige Vollziehung angeordnet werden. Die aufschiebende Wirkung des Widerspruchs entfällt dann.

(3) Wird dem Widerspruch nicht abgeholfen, so entscheidet über den Widerspruch der Vorstand der KV, soweit es sich um einen Kassenarzt, bzw. der Vorstand der BÄK, soweit es sich um einen Nichtkassenarzt handelt.

12
Inkrafttreten

(1) Die Notfalldienstordnung tritt am Tage nach ihrer Veröffentlichung im Baden-Württ. Ärzteblatt in Kraft. Gleichzeitig tritt die am 17. Oktober 1975 bzw. 15. November 1975 beschlossene Notfalldienstordnung außer Kraft.

(2) Die Erhöhung der Notfalldienstpauschale von 110,— DM auf 125,— DM durch die Vertreterversammlung der KV am 19. Oktober 1984 (§ 9 Abs. 1 Satz 1) tritt rückwirkend am 1. Juli 1984 in Kraft.

Kassenärztliche Vereinigung
Südwürttemberg
7400 Tübingen

Notfalldienst-Meldung

Vj. ....

Ich habe an den im Vordruck gekennzeichneten Tagen

allgemeinen *)
augenärztlichen *) Notfalldienst gemacht:
HNO-ärztlichen *)

***) Nichtzutreffendes bitte streichen**

Monat	1	2	3	4	5	6	7	8	9	10	11	12	13	14	15	16	17	18	19	20	21	22	23	24	25	26	27	28	29	30	31	Anz.
I																																
II																																
III																																

Gesamt .... DM

**Anmerkung: Bei Notfalldienst vom Samstag bis Montag früh werden Samstag und Sonntag durch je ein × ge-
kennzeichnet. Bei geteiltem Notfalldienst, Samstag/Sonntag, wird der Samstag, bei Sonntag/Montag wird der
Sonntag durch ein × gekennzeichnet.**

Beginn und Ende des Notfalldienstes ....
(genaue Uhrzeitangaben)

Der Notfalldienst wurde *)

a) **durch den Vorstand der Kreisärzteschaft bzw. einem von ihr beauftragten Kollegen eingeteilt,**

b) **als besonderer Notfalldienst von der KV genehmigt.**
*) Nichtzutreffendes bitte streichen

Der Notfalldienst umfaßte folgende Praxisorte bzw. Stadtteile:

....

....

Datum   Stempel   Unterschrift

2300 3. 85 M+B

Literaturverzeichnis

[ ] **Epidemiologie der Primärversorgung**

[1] Ackermann-Liebrich U. Kunze M. (1986)
Epidemiologie
Meducation, Wien, Cham

[2] Braun Robert N. (1957)
Die gezielte Diagnostik in der Praxis
F-K Schattauer Stuttgart

[3] Braun Robert N. (1961)
Feinstruktur einer Allgemeinpraxis
F-K Schattauer Stuttgart

[4] Gesundheitsbericht für Wien 1985 (1986)
Gemeinde Wien, Wien

[5] Hannay D. R. (1979)
The Symptom Iceberg
Routledge and Kegan Paul London

[6] Nijmeegs Universitair Huisartsen Instituut (1985)
Morbidity Figures from General Practice
im Selbstverlag

[7] Royal College of General Practitioners (1979)
Morbidity Statistics from General Practice,
Second National Study HMSO, London

[8] Schnering G. Schnering H. (ohne Datum)
Ergebnisse einer Analyse des organisierten allgemeinmedizinischen Hausbesuchs-
Bereitschaftsdienstes des Kreises Hoyerswerda in den Jahren 1981 und 1982, durch-
geführt als dringlicher Hausbesuchsdienst
Med. Dissertation, im Selbstverlag
Thälmannstr 7 DDR-7703 Knappenrode

Klassifizierungssysteme

[9] North American Primary Care Research Group (1981) NAPCRG-1
A Process Code for Primary Care, International Field Trial Version
Selbstverlag Richmond, Virginia

[10] Royal College of General Practitioners (1984)
Classification of Diseases, Problems and Procedures 1984
Exeter Publications Office of the College, Exeter, Großbritannien

[11] WHO working party on the International Classification of Primary Care (1985)
International Classification of Primary Care, Amsterdam 1985

Diagnostische Methodologie

[12] Braun Robert N. (1976)
Diagnostische Programme in der Allgemeinmedizin
Urban und Schwarzenberg München, Berlin, Wien

[13] Elstein A. S., Shulman L. S., Sprafka S. A. (1979)
Medical Problem Solving Harvard University Press Cambridge, Mass. and London

[14] Grethe H., Große G., Junghanns G., Köhler Ch. (1984)
Leitfaden der Allgemeinmedizin
Volk und Gesundheit Berlin

[15] Mc Whinney Ian R. (1981)
An Introduction to Family Medicine
Oxford University Press New York, Oxford

[16] Mc Whinney Ian R. (übersetzt von G. Krüsi) 1973,
Frühsymptomatik des Praktischen Arztes Hans Huber
Bern, Stuttgart

[17] Stegmüller W. (1973)
Personelle und Statistische Wahrscheinlichkeit
Band IV Erster Halbband Springer Berlin, Heidelberg, New York

Diskussion der Notdienstproblematik

[18] Bentzen N. (1976) Deputising services in Denmark, some implications for Great Britain
J R Col Gen Pract 26: 37-45

[19] Gabriel R. (1976)
Emergency Call Service
J R Coll Gen Pract 26: 74-75

[20] Hall D. W. (1975)
The Off-Duty Arrangements of General Practitioners in four European Countries
J R Coll Gen Pract 26: 19-34

[21] Murray T. S., Barber J. H. (1977)
The workload of a commercial Deputizing service
J R Coll Gen Pract 27: 209-211

[22] Royal Commision on the National Health Service (1979)
Access to Primary Care
HMSO London, Seiten 14-24

[23] Scurr J. H. (1979)
Surgical Emergencies in General Practice
J R Coll Gen Pract 29: 744-747

Weitere Literatur (von nicht notwendig tieferer Aussage und daher auch nicht genauer zitiert) gibt es in

[24] Meyer R. L. (1985)
Literatursammlung Allgemeinmedizin
Heft 13

[25] Notfälle
Selbstverlag der Schweizer Gesellschaft für Allgemeinmedizin
CH- 4313 Möhlin

[26] Literaturlisten des Royal College of General Practitioners Library Service über
„Deputizing Services" und
„Night Calls in General Practice"

Balintmedizin des Notrufes und des Hausbesuches

[27] Clyne M. B. (1964)
Der Anruf bei Nacht
Ernst Klett Stuttgart

[28] Luban-Plozza B., Dickhaut H. H. (1984)
Praxis der Balint-Gruppen
Springer, Heidelberg

Hausbesuch

[29] Sturm E. (1982) in Dreibholz J. Haehn K. D.
Hausarzt und Patient:
Lehrbuch der Allgemeinmedizin
Schlütersche Hannover 91-101

[30] Tönies H. (1981)
Der Hausbesuch des Allgemeinarztes
Hippokrates Stuttgart

Handlungstheorie, Entscheidungstheorie

[31] Anschütz F. (1982)
Indikation zum ärztlichen Handeln
Springer, Berlin Heidelberg New York

[32] Apel K. O. (1975)
Der Denkweg von Charles S. Pierce, eine Einführung in den amerikanischen Pragmatismus stw 141
Suhrkamp Frankfurt

[33] Bubner R. (1976)
Neue Hefte für Philosophie 9, Handlungstheorie
Vandenhoeck & Ruprecht Göttingen

[34] Buchler J. (1951)
Towards a General Theory of Human Judgment
Dover, New York

[35] Bourdieu P. (1979)
Entwurf einer Theorie der Praxis stw 291
Suhrkamp Frankfurt

[36] Kaufman G., Thomas H. (1977)
Modern Decision Analysis
Penguin Harmondsworth, Middlesex

[37] Körner St. (1976)
Experience and Conduct Cambridge University Press
Cambridge London New York etc.

[38] Lenk H. (1978)
Handlungstheorien Interdisziplinär (5 Bände)
Wilhelm Fink Verlag München

[39] Lübbe H. (1971)
Theorie und Entscheidung
Rombach Freiburg

[40] Luhmann N. (1977)
Zweckbegriff und Sytemrationalität stw 12
Suhrkamp Frankfurt

[41] Mead G. H. (1980)
Geist, Identität und Gesellschaft stw 28
Suhrkamp Frankfurt

[42] Peirce Ch. S. (1958)
Selected Writings Dover New York

[43] Peirce Ch. S. (1955)
Philosophical Writings of Pierce

[44] Pothast U. (1978)
Seminar: Freies Handeln und Determinismus stw 257
Suhrkamp Frankfurt

[45] Riedel M. (Hsg.) (1972)
Rehabilitierung der Praktischen Philosophie
Rombach Freiburg

Rechtsprobleme

[46] Kux K. H.; Emberger H. et al. (1988)
Ärztegesetz mit Kommentar
(Seiten 98-100)
Verlag der Österreichischen Ärztekammer, Wien

[47] Satke H. (1989)
Sachverständige Hilferufbearbeitung durch Ärzte in Wien
Österr. Ärztezeitung 1:33-35

[48] Der Praktische Arzt (1971)
Seite 1345
Köln

[49] Deutsches Ärzteblatt (1968)
      Seite 1560

[50] Deutsches Ärzteblatt (1971)
      Seite 2970

[51] Deutsches Ärzteblatt (1981)
      Seite 489

[52] NJW (1973)
      Seite 576

[53] NJW (1978)
      Seite 1213

[54] Rechtsprechungsdienst
      1200, §368 n RVO

Sachverzeichnis